拯救
孩子的眼睛

主编　何　伟

U0193952

世界图书出版公司

图书在版编目（CIP）数据

拯救孩子的眼睛 / 何伟主编 . -- 北京：世界图书
出版公司，2021.6
　　ISBN 978-7-5192-8642-2

　　Ⅰ . ①拯… Ⅱ . ①何… Ⅲ . ①近视 - 防治 - 青少年读
物 Ⅳ . ① R778.1-49

　　中国版本图书馆 CIP 数据核字（2021）第 099397 号

书　　名	拯救孩子的眼睛
（汉语拼音）	ZHENGJIU HAIZI DE YANJING
主　　编	何 伟
总 策 划	吴 迪
责任编辑	韩 捷　崔志军
装帧设计	刘 琦
出版发行	世界图书出版公司长春有限公司
地　　址	吉林省长春市春城大街 789 号
邮　　编	130062
电　　话	0431-86805559（发行）　0431-86805562（编辑）
网　　址	http://www.wpcdb.com.cn
邮　　箱	DBSJ@163.com
经　　销	各地新华书店
印　　刷	三河市嵩川印刷有限公司
开　　本	787 mm × 1092 mm　1/16
印　　张	9.25
字　　数	143 千字
印　　数	1–2 000
版　　次	2021 年 6 月第 1 版　2021 年 6 月第 1 次印刷
国际书号	ISBN 978-7-5192-8642-2
定　　价	58.00 元

编 委 会

主　编　何　伟
副主编　徐　玲　李　军　胡　兰
编　委　（按姓氏拼音排序）
　　　　安　阳　黄　鹤　李　杰　林　静
　　　　卢　山　孙世红　孙　岩　徐　丹
　　　　闫春虹　于　翠　袁明珍　张宏达
插　图　冯媛媛

序　言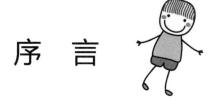

  2018 年，习近平总书记从国家和民族未来的高度出发，对儿童青少年视力健康问题做出重要指示。为深入贯彻落实习近平总书记关于儿童青少年近视问题的重要指示精神，何氏眼科作为辽宁省教育厅唯一指定的辽宁省青少年近视防控基地，深入贯彻学习习近平新时代中国特色社会主义思想，实施健康中国战略，启动实施健康中国行动，把儿童青少年近视防控作为工作的重中之重，强化责任担当，扎实履职尽责，坚决打好近视防控攻坚战。

  目前，我国儿童青少年近视呈高发和低龄化趋势，严重影响儿童青少年的身心健康，已成为全社会关注的焦点。为积极贯彻落实习近平总书记对儿童青少年近视问题的重要指示精神，进一步推动落实《综合防控儿童青少年近视实施方案》，指导科学规范开展防控工作，提高防控能力，特编写《拯救孩子的眼睛》。

  本书由多位眼科专家撰写，在编写宗旨上，不忘从医初心，坚持质量第一；在编写内容上，文字精练，从眼科学专业的角度出发，用通俗易懂的文字详尽地表述了近视防控要点。

  我们希望，本书的出版能够提高社会对青少年近视的重视，让更多的家长及教育工作者对近视防控有更进一步的了解，服务祖国孩子们的健康乃至为推动中国建设做出积极的贡献。

何伟

2020 年 4 月

前　言

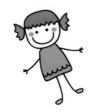

世界卫生组织一项研究报告显示，我国青少年近视率居世界第一，这让人忧虑。

十年树木，百年树人，祖国的未来属于下一代。青少年近视问题已经成为我国面临的重要社会问题。对于这一问题，习近平总书记连续做出重要指示，全社会都要行动起来，共同呵护好孩子的眼睛，让他们拥有一个光明的未来。

多位眼科专家共同努力，完成了《拯救孩子的眼睛》书稿编写工作，本书特点如下：

· 遵循科学性、系统性、完整性、权威性、实用性的编著特色，充分兼顾指南的指导意义及科普的需要，精选眼科学最核心知识，充分发挥指导作用。

· 详尽地介绍了近视的症状及近视的诊断与鉴别诊断、如何预防近视的发生，并结合当今最先进的基因诊疗技术分析易感近视基因，内容丰富，有重要的参考价值。

· 从科普的角度，使用通俗易懂的语言是该书的一大亮点。书中详尽地阐述了近视的成因及在日常生活中青少年应该怎样预防近视，还介绍了治疗近视的几种手段。无论是对眼科医生还是青少年家长，都是一本难能可贵的参考书。

主持并参与本书撰写的编委们，为编写本书倾注了大量的心血，使之成为较权威的近视防控指南，他们的贡献功不可没，再次谨向他们致敬。

本书负责人（按拼音排序）如下：安阳、何伟、胡兰、黄鹤、李杰、李军、林静、卢山、孙世红、孙岩、徐丹、徐玲、闫春虹、于翠、袁明珍、张宏达。本书可能存在不足之处，敬请读者不吝指教。

目　录

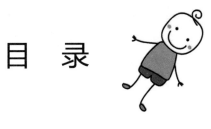

第一章　近视概述　　　　　　　　　　　　　　　1

1　眼睛的基本结构是什么？　　　　　　　　　　　　3

2　什么是屈光不正及近视？　　　　　　　　　　　　5

3　为什么说近视是我国青少年最常见的眼病（国际、国内
　　近视现状）？　　　　　　　　　　　　　　　　　6

4　为什么说儿童青少年近视是最严重的眼病之一？　　7

5　能够开展近视防控的机构和人员有哪些？　　　　　8

6　我们国家近视防控的政策及标准有哪些？　　　　　8

7　其他国家近视防控的政策及标准有哪些？　　　　　9

8　我国现有的近视防控手段有哪些？　　　　　　　　9

第二章　近视的成因及发展因素　　　　　　　　　11

1　什么是孩子近视的罪魁祸首？　　　　　　　　　　13

2　家长近视，孩子更容易近视吗？　　　　　　　　　13

3　灯光亮度对近视的形成和发展有影响吗？　　　　　14

4　近距离用眼时间对近视的形成和发展有影响吗？　　14

5　近距离用眼对近视的形成和发展有影响吗？　　　　15

6　不良的学习姿势对近视的形成和发展有影响吗？　　16

7　电子产品的使用对近视的形成和发展有影响吗？　　17

8　睡眠不足对近视的形成和发展有影响吗？　　　　　17

9　饮食习惯对近视的形成和发展有什么影响？　　　　18

10　为什么孩子戴眼镜，近视还会增长？　　　　　　18

11　噪音对近视的形成和发展有影响吗？　　　　　　20

12 过早的教育是否更容易形成近视？ 20

13 什么样的兴趣爱好培养容易引起近视？ 20

14 晚上开小夜灯睡觉容易引起近视吗？ 21

第三章　近视的症状与分类 23

1 出现什么症状应该警惕近视的发生？ 25

2 近视的主要表现是什么？ 26

3 什么是假性近视和真性近视？ 27

4 按度数分类，近视分几类？ 28

5 为什么高度近视更危险？ 28

6 近视患者出现什么样的症状需要立即就诊？ 29

7 按病因分类，近视分几类？ 29

8 能引起继发性近视最常见的眼病是什么？ 30

9 按眼屈光要素改变分类，近视分几类？ 31

10 知道近视的分类对近视防控有什么作用？ 32

11 怀疑孩子近视应该怎么办？ 32

12 儿童近视能直接在眼镜店配镜吗？ 32

第四章　近视的诊断与鉴别诊断 33

1 儿童近视需要进行常规眼健康检查吗？ 35

2 儿童如何配合裂隙灯检查？其检查目的是什么？ 35

3 什么是眼底检查？其检查目的是什么？ 36

4 什么样的近视患者建议进行全面的眼底检查？ 37

5 全面眼底检查包括什么项目？ 37

6 眼外肌功能检查在近视治疗中有什么作用？ 39

7 什么是眼视功能检查？它在近视治疗中的作用如何？ 39

8 什么是眼生物测量？ 40

9 观察眼生物测量指标的变化在近视防控中的作用有哪些？ 40

10 什么是散瞳验光？ 41

11 什么情况下需要散瞳验光？ 41

12 近视伴大散光需要做什么检查？ 42

13 近视基因检查的指导作用是什么?   42

14 近视需要与哪些疾病相鉴别?   42

第五章   近视的戴镜治疗   45

1   近视多少度以上需要配镜?   47

2   明显近视不戴眼镜可以吗?   47

3   什么是医学验光?   47

4   医学验光怎样指导配镜和戴镜?   48

5   眼镜不配足可以吗?   48

6   儿童近视需要全天戴镜吗?   49

7   近视矫正镜的种类有哪些?   49

8   什么是功能性近视眼镜?包括哪几类?   51

9   青少年渐进 / 双焦镜的适应证及作用机制是什么?   51

10 青少年渐进 / 双焦镜延缓近视的效果怎么样?   52

11 什么是减少周边远视离焦?   52

12 软性单焦隐形眼镜适合青少年佩戴吗?
    是否延缓近视度数增长?   52

13 什么是软性双焦 / 多焦隐形眼镜?   52

14 什么是硬性高透氧性隐形眼镜（RGP）?   53

15 RGP 近视矫正适应证有哪些?   53

16 什么是角膜塑形镜?   54

17 框架眼镜如何护理?   54

18 戴框架眼镜后多长时间复查?   55

19 度数增长多少应该换镜?   55

20 "降度镜"真可以降度吗?   55

21 添加三棱镜的近视眼镜可以随便使用吗?   55

第六章   近视的日常防控   57

1   如何选择室内照明设备?   59

2   如何选购儿童学习桌椅?   60

3   标准书写姿势及握笔姿势是什么样的?   60

4　近距离用眼时间应该怎么掌握？ 61

5　如何正确使用电子产品？ 62

6　看投影仪是否好于观看电子屏幕？ 63

7　能够保持眼部健康的睡眠时间是多少？ 63

8　近视儿童应该养成什么样的饮食习惯？ 63

9　近视孩子需要长期口服微量元素吗？ 64

10　防蓝光眼镜能够防控近视吗？ 64

11　多大的孩子能戴防蓝光眼镜？什么时候佩戴？ 65

12　什么样的运动能够防控近视？ 65

13　户外活动为什么能够防控近视？
　　建议户外活动时间是多少？ 66

14　近视防控最有效的方法是什么？ 67

第七章　角膜塑形镜 69

1　什么是角膜塑形镜？ 71

2　角膜塑形镜的作用原理是什么？ 71

3　角膜塑形镜的发展史是什么？ 72

4　角膜塑形镜和软性隐形眼镜有什么不同？ 73

5　角膜塑形镜的适应人群有哪些？ 73

6　什么人不适宜佩戴角膜塑形镜？ 74

7　验配角膜塑形镜的流程是什么？ 74

8　戴镜前、后，个人应该注意哪些问题？ 75

9　什么情况下应该停戴角膜塑形镜？ 76

10　镜片如何保养、清洁？ 76

11　角膜塑形镜每天需要戴多长时间？ 77

12　佩戴多长时间复查一次？ 77

13　角膜塑形镜有什么优点？ 77

14　角膜塑形镜与手术治疗方法有何差异？ 78

15　佩戴角膜塑形镜需要继续佩戴框架眼镜吗？ 78

16　摘镜时应该注意些什么？ 78

17　角膜塑形镜的价格是多少？ 79

18 角膜塑形镜的使用寿命有多长？ 80

19 角膜塑形镜的护理液是否和软性隐形眼镜一样？ 80

20 佩戴角膜塑形镜是否影响将来做近视激光手术？ 80

第八章 近视的药物治疗 81

1 吃药可以不戴镜或摘镜吗？ 83

2 常见的近视防控药物种类有哪些？ 83

3 阿托品近视防控的原理是什么？ 83

4 不同浓度的阿托品近视防控的效果及不良反应是什么？ 84

5 低浓度阿托品的使用方法及使用时间是什么？ 84

6 如何购买低浓度阿托品？ 84

7 药房缓解视疲劳的非处方药物能够长期使用吗？ 85

8 儿童滴眼液选择的注意事项有哪些？ 85

9 叶黄素对近视防控有作用吗？ 85

10 多大儿童可服用叶黄素？如何使用？ 86

11 中医药如何治疗？ 86

第九章 周边离焦镜 87

1 什么是近视周边远视离焦？ 89

2 近视周边远视离焦为什么引起近视度数增长过快？ 89

3 周边离焦镜的设计原理是什么？ 90

4 周边离焦镜的适应证是什么？ 90

5 周边离焦镜的验配步骤是什么？
    在常规基础上的特殊验配步骤是什么？ 90

6 周边离焦镜的日常如何护理？ 91

7 是否需要全天佩戴？ 91

8 初期戴镜不适怎么办？ 91

9 周边离焦镜延缓近视的作用是什么？ 92

10 周边离焦镜有副作用吗？ 92

第十章　近视的中西医结合疗法　　　　　　　93

1　常见的近视防控中医疗法及其作用机制是什么？　　95

2　中医按摩可以达到摘镜的目的吗？　　95

3　通过中医按摩视力提高，是否证明近视度数减少了？　　95

4　针灸可以治疗近视吗？　　96

5　近视眼贴可以治疗近视吗？　　96

6　常用的中药及其作用机制是什么？　　97

7　眼保健操有作用吗？　　97

8　正确的眼保健操怎样做？　　98

9　中西医结合疗法在近视防控中的作用如何？　　99

第十一章　视功能训练　　　　　　　101

1　什么是调节功能？　　103

2　常见的调节功能异常及症状有哪些？　　103

3　如何改善调节功能？　　103

4　调节功能训练的适应证有哪些？　　103

5　调节功能训练的周期及时间有多长？　　104

6　调节功能与近视的关系如何？　　104

7　什么是眼聚散功能？　　104

8　常见的聚散功能异常及症状是什么？　　104

9　聚散功能异常是否会引起斜视？　　105

10　如何改善聚散功能？　　105

11　聚散功能训练的适应证有哪些？　　105

12　斜视的孩子近视度数是不是增长得更快？　　105

13　改善聚散功能是否可以防控近视？　　106

14　学习障碍和视功能异常的关系是什么？　　106

15　什么是注视、追随、扫视功能？　　106

第十二章　近视基因检测　　　　　　　107

1　近视可以遗传吗？　　109

2　怎么确认孩子近视与遗传有没有关系？　　109

3　近视基因检测应该什么时候做？　　109

4　什么是高度近视易感基因检测？　　110

5　近视有哪些易感基因？　　110

6　什么人适合做高度近视的易感基因检测？　　112

7　易感基因检测结果如何指导个性化近视防控？　　112

8　什么是高度近视的致病基因检测？　　114

9　致病基因检测的结果有什么作用？　　114

10　什么人适合做高度近视的致病基因检测？　　115

第十三章　近视的手术治疗　　117

1　近视手术如何分类？　　119

2　后巩膜加固术适合的对象有哪些？　　119

3　后巩膜加固术延缓近视的效果及并发症如何？　　120

4　激光手术如何分类？　　121

5　激光近视手术适合对象有什么要求？　　122

6　后房型人工晶体植入术是什么？　　122

7　透明晶体置换术是什么？　　123

8　高度近视引发的视网膜周边变性应该怎么治疗？　　123

9　视网膜裂孔应该怎么治疗？　　123

10　视网膜脱离应该怎么治疗？　　124

第十四章　近视治疗未来发展方向　　125

1　软性多焦角膜接触镜能否替代角膜塑形镜？　　127

2　视觉心理和视觉认知与近视的关系如何？　　128

3　干细胞与未来近视及近视并发症的治疗有什么进展？　　128

4　近视的基因治疗如何？　　129

5　近视治疗的药物研究进展如何？　　129

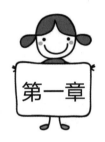

第一章 近视概述

我们都说，眼睛是心灵的窗户，90% 以上的外界信息都通过眼睛来获取，我们用双眼观察世界的不同，用双眼发现生活的美好。然而，由于电子产品的普及、巨大升学的压力和不良用眼习惯等因素，许多孩子早早地就戴上厚重的眼镜，两块小小的镜片竟成了眼前挥之不去的阴霾，天真无邪的大眼睛变得暗淡无光。

据世界卫生组织报告显示，我国儿童青少年近视率高居世界首位。中国近视患者人数达 6 亿之多，这意味着几乎每两个中国人中就有一人受到近视问题的困扰。面对我国儿童青少年近视呈现高发、低龄化的趋势，党和国家领导人对此高度重视，2018 年 8 月，国家卫健委等八部委联合发布了《综合防控儿童青少年近视实施方案》，明确了家庭、学校、医疗机构、学生、政府相关部门应采取的近视防控措施。

在我看来，我国儿童青少年近视的高发根源并不在于缺乏系统的防治政策或成熟的防治技术，而是如何把防控知识真正落到实处。比如，2019 国家卫健委等六部门联合印发《关于进一步规范儿童青少年近视矫正工作切实加强监管的通知》便明确指出：在目前医疗技术条件下，近视不能治愈。但是，还有许多家长盲目相信偏方、特效药，采用错误的方法给孩子"治近视"，最终导致孩子近视进一步加深。

医学科普的意义在于用医学角度、科学观念，让更多人对眼睛有更全面和科学的认识，让家长、老师用知识守护孩子的眼健康。这本书，我们将从眼睛最基本的常识开始讲起。

1 眼睛的基本结构是什么？

人的眼球近似球形，包括眼球壁、内容物、神经、肌肉、血管等组织。眼球壁主要分为外、中、内三层。外层由角膜和巩膜组成。前 1/6 为透明的角膜，就是老百姓俗称"黑眼仁"的外层位置，其余 5/6 为白色的巩膜，俗称"白眼仁"。角膜是眼球前部的透明部分，光线经此射入眼球并具有屈光的作用（光线由一种物质进入另一种不同折射率的物质时，会发生前进方向的改变，在眼光学中即称

"屈光")。巩膜不透明，呈乳白色，质地坚韧。中层具有丰富的色素和血管，包括虹膜、睫状体和脉络膜三部分。虹膜呈环圆形，位于角膜和晶状体之间，透过角膜可以看到，不同种族人的虹膜颜色不同，我们亚洲人虹膜呈棕色或棕黑色，所以我们称之为"黑眼仁"。虹膜中央有一 2.5～4mm 的圆孔，称瞳孔，它是光线进入眼睛的通道。脉络膜位于巩膜和视网膜之间，它的血循环营养视网膜外层，其含有的丰富色素，起遮光暗房的作用。内层为视网膜，是一层透明的膜，也是视觉形成的神经信息传递的最敏锐的区域。视网膜所得到的视觉信息，经视神经传送到大脑，人们就能感知影像啦。

　　眼内容物包括房水、晶状体和玻璃体。房水由睫状突产生，有营养角膜、晶体及玻璃体，维持眼压的作用。晶状体是一个富有弹性的双凸透镜，位于虹膜、瞳孔之后、玻璃体之前。晶状体就像照相机里的镜头一样，对光线有折射作用，同时也能滤去一部分紫外线，保护眼底，但它最重要的作用是通过睫状肌的收缩或松弛改变屈光度，使人们能够看清远近不同距离的物像。玻璃体内充满了黏性的透明胶状物，呈果冻样，具有屈光和固定视网膜的作用（图1-1）。

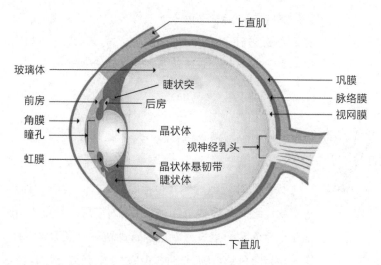

图 1-1　眼球的结构

　　除了上面这些基础结构，眼睛还有很多其他结构，他们之间相互配合，才能够让我们看清这个世界。

　　我们来做一个比喻，我们的眼睛好比能够照出漂亮世界的照相机，它也会像照相机一样能够调焦、对焦。我们眼睛的角膜、房水、晶状体、玻璃体这四部分构成了眼睛的屈光系统，这个就相当于照相机物镜，能够照清外面的世界，那外界的光线经过眼睛的屈光系统最后会在视网膜上成像，视网膜相当于照相机的底片。底片清楚，照片就清楚（图 1-2）。

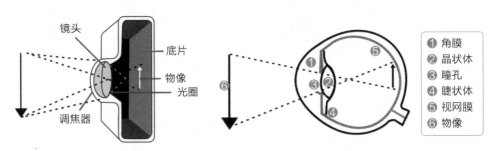

镜头
底片
物像
光圈
调焦器

① 角膜
② 晶状体
③ 瞳孔
④ 睫状体
⑤ 视网膜
⑥ 物像

图 1-2　**眼球与照相机的功能对比**

　　有的照相机照出的相片十分清晰，有的却十分模糊，我们的眼睛也是一样。为什么有的人能够看得很清楚，有的人却看得不清楚呢？接下来我们来了解一下什么是屈光不正及近视。

② 什么是屈光不正及近视？

　　当眼调节静止时，外界的平行光线（5m 以外物体发出的光）经过眼的屈光系统后正好落在黄斑中心凹上，这种屈光状态称为正视。而我们的眼睛在不使用调节或静止状态时，平行光线通过眼的屈光系统作用后，不能在视网膜上结成清晰的物像，而在视网膜前方或者后方成像则成为屈光不正。屈光不正包括近视、远视及散光。

　　近视眼我们也称之为短视眼，是指我们的眼睛在不使用调节或处在休息状态时，从无限远处来的平行光（5m 以外的物体发出的光线），经过眼的屈光系统作用后，聚焦在视网膜之前。同理，平行光线经过眼的屈光系统聚焦在视网膜之后称之为远视。平行光线进入眼内后，由于眼球在不同子午线上屈光力不等，不能聚集于一点，这种情况称为散光。以上几种情况都不能形成清晰的物像，影响患者视力（图1-3）。

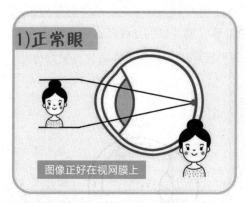

1) 正常眼

图像正好在视网膜上

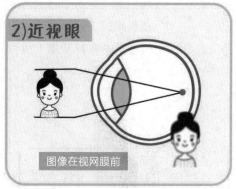

2) 近视眼

图像在视网膜前

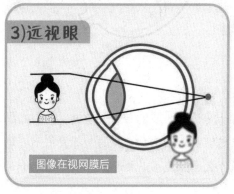

3) 远视眼

图像在视网膜后

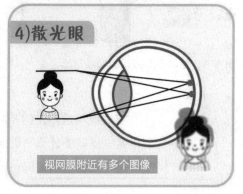

4) 散光眼

视网膜附近有多个图像

图 1-3　屈光不正

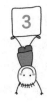

3 为什么说近视是我国青少年最常见的眼病（国际、国内近视现状）？

近视不只是我国常见的眼病，也是全世界关注的一个重大的公共卫生问题，截至 2018 年，近视的人口占世界总人口的 22.9%，预计 2050 年全世界近视的患病率将要上升至 50%，全世界将有 47.58 亿人口近视，根据世界卫生分析世界成年人近视患病率，日本 41.8%、欧洲 35.1%、中国 22.9% ~ 32.3%、美国 16.8% ~ 28.1%、澳大利亚 15%～17%。近视已经被列入全世界发病率最高的疾病，特别是在东亚地区，患病率还在不断上升。

在中国，不仅近视的患病率在上升，而且近视的发生年龄也在提前，在国家卫健委公布的《2018 年中国儿童青少年近视调查结果》显示，2018 年全国儿童青少年总体近视率为 53.6%，其中 6 岁儿童近视率为 14.5%，小学生为 36%，初中生为 71.6%，高中生为 81%，由此数据我们可以看出中国青少年近视状况非常严峻，呈现高发性、低龄化趋势。

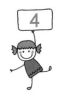

4 为什么说儿童青少年近视是最严重的眼病之一？

儿童青少年近视对孩子产生的影响不仅仅是看不清这么简单，还会产生其他诸多危害。

首先，近视会影响孩子的学习成绩，如果孩子的近视不能够得到及时矫正，会导致孩子看不清楚黑板，甚至出现头痛、注意力不集中的情况，就会导致孩子成绩下降。

其次，长久来看，近视还会影响孩子的升学、就业，现在有很多学校及专业的录取，都对孩子的视力有要求，如果孩子因视力问题被自己喜欢的专业拒之门外，将会影响孩子的一生。

最后，也就是最重要的一点，就是高度近视会有致盲的风险。据统计，在中国 5～15 岁近视的儿童青少年戴镜率只能达到 34%。如果青少年的近视未能够得到及时的矫正，很容易变成高度近视，高度近视就会带来一些永久性的伤害。例如，继发性青光眼、视网膜脱离、玻璃混浊、黄斑变性等，所以说未矫正的屈光不正有致盲的风险。

以上这些只是简单的列举出一些青少年近视的危害，除此之外近视还会影响青少年生活质量、美观、心理，甚至还会给家庭乃至社会带来经济负担。在我国，每年需要验光配镜的费用可能会超过千亿元。据 WHO 统计，屈光不正将在 2030 年占全世界疾病负担的 2.7%，居于所有眼科疾病的首位。由此可以看出，近视给我们家庭和全社会带来了很大的经济负担。

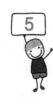

5 能够开展近视防控的机构和人员有哪些？

能够开展近视防控的机构，需要是能为青少年进行全面系统的眼健康检查，预警儿童青少年近视的发生，延缓青少年近视的增长，根据孩子近视病因给予孩子个性化近视矫正方案的眼科医疗机构或医疗机构开设的专科门诊。

医疗机构或者专科门诊需要有电脑验光仪、综合验光仪、曲率计（电脑验光仪附带曲率测量）、检影镜、试镜架、镜片箱、裂隙灯显微镜、眼底镜、眼压计、角膜地形图仪、眼轴测量仪、眼底照相机、同视机、磨边机、焦度计、调整钳、抛光机、光心定位仪等这些基础的检查设备。

医疗机构或者专科门诊需要的人员有眼视光医生、视光师、配镜师、制镜师、行政和辅助人员等，眼视光医生需要有医师资格证注册的眼科医生，擅长视光学专业。视光师需要本科毕业，要有国家验光技师或验光员资质，擅长验光配镜。配镜师和制镜师要有国家定配技师和定配员资质，行政和辅助人员需要有相关岗位资质。

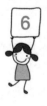

6 我们国家近视防控的政策及标准有哪些？

2018 年 8 月 28 日中共中央总书记、国家主席、中央军委主席习近平近日做出重要指示强调："共同呵护好孩子的眼睛，让他们拥有一个光明的未来"。为贯彻落实习近平总书记重要指示精神，2018 年 8 月 30 日教育部联合国家卫健委等八个部门制定了《综合防控儿童青少年近视实施方案》，方案中指出防控儿童青少年近视需要政府、学校、医疗卫生机构、家庭、学生等各方面共同努力，需要全社会行动起来，共同呵护好孩子的眼睛，方案具体内容讲述了家庭、学校、医疗机构、学生、有关部门应该如何做，而且最后还加入了考核机制，要求将儿童青少年近视防控工作、总体近视率和体质健康状况纳入政府绩效考核，严禁地方各级人民政府片面地以学生考试成绩和学校升学率考核教育行政部门和学校。将视力健康纳入素质教育，将儿童青少年身心健康、课业负担等纳入国家义务教育质量监测评估体系，对儿童青少年体质健康水平连续三年下降的地方政府和学校依法依规予以问责。

近视防控的标准要求到 2023 年，实现全国儿童青少年总体近视率在 2018 年的基础上每年降低 0.5 个百分点以上，近视高发省份每年降低 1 个百分点以上，要求到 2030 年 6 岁儿童近视率控制在 3% 左右、小学生近视率下降到 38% 以下、初中生近视率下降到 60% 以下、高中阶段学生近视率下降到 70% 以下，国家学生体质健康标准达标优秀率达 25% 以上。

7 其他国家近视防控的政策及标准有哪些？

日本对中小学生近视问题非常重视，日本要求文部科学省，每年的 4~6 月份统计"学校保健统计调查"，并要求 12 月份公布结果，文部科学省在 2019 年 12 月 20 日发布 2019 年度学校保健统计调查报告显示，日本中小学生近视率创新高，小学生近视率超过三成，高中生近视率将近七成，日本出现这种原因有可能跟学生近距离看手机、电脑、课业负担重等因素有关。所以，日本政府呼吁重视户外运动，让孩子走出去，到大自然去，减少课业负担。

在英国，家长是帮助未成年人保护视力的主要责任人。英国国民保健署（NHS）为家长列出一份近视迹象清单，提醒家长一旦发现孩子出现这些迹象，需要及时到医院或诊所检查视力。这些迹象都有什么呢？孩子需要坐到课堂前排才能看清黑板，看电视时凑近屏幕，抱怨头痛或眼睛疲劳，经常揉眼睛。除此之外，英国眼科专家还鼓励家长通过增加户外运动和健康饮食改善保护孩子视力。

8 我国现有的近视防控手段有哪些？

科学的近视防控对于孩子们是非常重要的。近视防控主要从两方面着手：

- 近视的防，即降低近视发病的风险；

- 近视的控，即控制已经形成真性近视的儿童近视度数的进展。我国现有的近视防控手段多种多样，主要包括：

- **光学矫正** 现有的各种近视光学矫正方法，很多已不仅仅是提升视力，更可以起到延缓近视发展的效果，其包括框架眼镜，如单光框架眼镜、渐进多焦点眼镜、双光框架眼镜、周边离焦设计框架眼镜；还包括角膜接触镜，如单光接触镜、多焦点接触镜、角膜塑形镜。

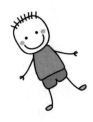

- **药物控制** 可以在医生的指导下使用药物防控近视，包括滴眼液、叶黄素、中药制剂及其他微量元素等。其中阿托品滴眼液几乎是目前技术成熟度高、国内可获得的最有效的近视防控药物。

- **户外活动** 成本最低的阻止近视发生的方法，快把孩子们撵出门玩吧！

- **视觉训练** 针对有调节、集合、扫视功能障碍及阅读困难的患儿，视觉功能训练可以改善功能，在一定程度上有缓解视疲劳的作用。

- **其他** 基因检测、饮食干预、心理干预等手段也对近视防控起到一定的作用。

- **多种干预组合** 由于各种近视防控的方法对于不同的人会有不同的效果。有些人在进行近视防控干预后近视度数仍然增长过快。此时，多种干预方法进行组合使用，是一个很好的策略。

如此多的近视防控手段，哪种方法更适合自己的孩子呢？我们应该对患儿进行详细的病因分析，通过知道患者病因，进行有针对性的近视防控和个性化的矫正方案。

以上近视防控方法将分别在本书后面的章节内详细介绍。

（孙世红　闫春虹）

参考文献

[1] 杨培增, 范先群. 眼科学 (第9版)[M]. 北京: 人民卫生出版社, 2018.

[2] 教育部, 国家卫生健康委员会, 国家体育总局, 等. 综合防控儿童青少年近视实施方案[J]. 中国学校卫生, 2018, 39(9): 7-8.

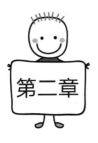

第二章 近视的成因及发展因素

1　什么是孩子近视的罪魁祸首？

现今近视的儿童越来越多，很多家长把这种现象归咎于电子产品的过度使用，比如手机、电视。原因很简单，因为很多年前电子产品没有普及时，近视的患病率大大小于目前的状态。但也有很多家长发出这种疑问："为什么我的孩子不看电视，不看手机，还是近视了呢？"确实，在临床上，可以看到很多不经常使用电子产品的儿童很早就出现了近视。"我和孩子爸爸都近视，孩子平常很注意用眼，近视是我们遗传的吗？""孩子特别爱看书，还喜欢弹琴、画画，这是近视的原因吗？"类似这样的问题，眼科医生经常能被问及。那什么才是引起孩子近视的罪魁祸首呢？实际上，学术界有关近视眼发生及发展的原因一直争论不断，也出现很多近视形成的理论，但目前其成因还不完全清楚。大多数学者认为，有多种因素与近视的形成与发展相关，其中包括遗传因素、发育因素、环境因素、营养因素、不良用眼习惯等。近视是多基因病，除了受决定于多个基因控制的遗传因素影响之外，还受环境等多种复杂因素的影响。具体的相关因素会在本章节详细介绍。

2　家长近视，孩子更容易近视吗？

近视眼具有一定的遗传倾向，这已是被业界公认的事实。许多家族聚集性研究显示，父母近视会增加儿童近视的风险，表现出近视的遗传易感性。Yap 等研究发现，父母一方和双方患有近视的儿童，患近视的风险是父母没有近视的儿童的 3.59 倍和 6.16 倍，还有很多其他研究也得出类似的结果。因此，我们可以认为家长近视孩子确实更容易近视。但是，"父母都是近视，以后孩子肯定也是近视"这句话表达也是不准确的。很多研究表明，中、低度近视（<-6.0D）和高度近视的病因不完全相同，大多学者倾向于认为中、低度近视是多因素疾病，即遗传和环境因素共同发挥作用，而高度近视中的遗传因素起着更重要的作用。对于父母一方或双方患有近

视的儿童，我们更建议定期进行视力及眼科检查。

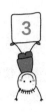

3 灯光亮度对近视的形成和发展有影响吗？

照明光线的强弱对近视的形成和发展也是有影响的。无论在室内还是室外，如果照明光线太强，如：在阳光直射或耀眼的灯光下看书，会引起强烈的反光，刺激眼睛，使眼睛不适，难以看清字体。过强的照明光线还会直接损伤眼角膜、虹膜及视网膜，造成视力下降；如果光线过弱，如在暗处看书或照明光线太弱，书面照明不足，眼睛不能清晰地看清字体，头部就会向前，凑近书本；如果在不稳定的光线下阅读或书写，眼睛的调节幅度和频度增大，时间长了会引起过度调节。

以上三种情况均会引起眼睛疲劳，导致眼睛的过度调节或痉挛，并进而形成近视。

4 近距离用眼时间对近视的形成和发展有影响吗？

人们既能看清近处物体，也能看清远处物体，是因为人眼像照相机镜头一样具有调节变焦的能力，这个功能是通过睫状肌的收缩和松弛来实现的。看远时，睫状体松弛，悬韧带拉紧，晶状体变扁平；而看近时，睫状体收缩，悬韧带松弛，晶状体变凸（图 2-1）。所以，青少年长期看近时，睫状体会长期处于紧张状态，久而久之，睫状体会形成痉挛，导致看远处时，其不能放松及远视力下降，形成近视。近年来由于中小学生课内外负担加重，导致青少年看书、写字、做作业的时间过长，经常连续 3~4 个小时不休息；随着手机、电脑等带电子屏幕产品的普及，有些青少年使用成瘾，连续长时间使用。这样长时间近距离用眼，会影响睫状肌的调节功能，促成近视的形成或增长。

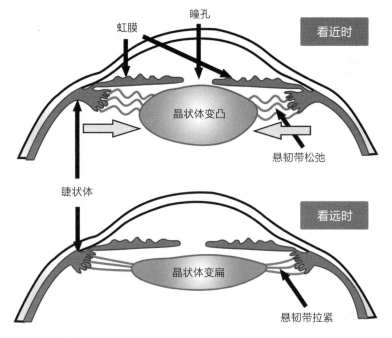

虹膜　　瞳孔

看近时

晶状体变凸

悬韧带松弛

睫状体

看远时

晶状体变扁

悬韧带拉紧

图 2-1　**人眼的调节功能**

　　注：看近时，睫状体收缩，悬韧带松弛，晶状体变凸；看远时，睫状体松弛，悬韧带拉紧，晶状体变扁平

5 近距离用眼对近视的形成和发展有影响吗？

　　有的青少年近距离用眼时间并不长，但看书、写字时，眼距离书本太近，有的孩子甚至趴在桌上看书、写字，书本与眼睛的距离仅有 7~10cm。在这么近的距离看书，成人是很难看清的，因为成人的调节能力是有限的，但青少年眼睛的调节能力很强，眼睛调节变焦仍能看清近处的物体，所以他们会持续在这个距离书写。如果经常以此距离看书、写字、绘画等，就会使眼睛的调节异常紧张，久而久之，会形成长期调节过度，使睫状肌不能灵活伸缩，即形成假性近视。由于调节过度而引起辐辏作用加强，使眼外肌对眼球施加压力，眼内压增高，眼内组织充血，加上青少年眼球组织娇嫩，眼球壁受压渐渐延伸，眼球前后轴变长，超过了正常值，就形成了轴性近视眼，即形成真性近视。

6 不良的学习姿势对近视的形成和发展有影响吗?

从上文可看出,用眼距离过近及时间过长易导致近视的形成,除了用眼距离近,还有哪些不良的用眼姿势容易导致近视的形成呢?

- **歪头写字** 很多青少年写字时总有歪头的现象,这多是由于孩子的握笔姿势不正确引起的。由于握笔时拇指压在示指上、握笔太低或手腕左翻等习惯,导致笔尖被遮住看不到了,头就自然歪到一侧。头歪向一侧时,那侧的眼睛距离书本的距离自然就近了,我们知道近距离用眼会造成近视,所以久而久之,会出现单眼近视或双眼近视度数相差很大的现象,这称之为屈光参差。

- **躺着看书**(图 2-2) 许多青少年喜欢躺在床上或沙发上看书,这也是一种坏习惯。躺着看书或趴着看书时,书本会遮挡光线或书本经常受到头影的遮挡,字迹不容易看清楚,这样就很容易产生视疲劳;躺着看书还容易把眼睛凑近书本,造成看书距离不当,加上手拿书本容易造成胳膊发酸,不能持久,容易使眼睛与书的距离变得越来越近,眼的调节随之加强,时间长了会使近视状况发生或者加重。还有的同学喜欢侧卧

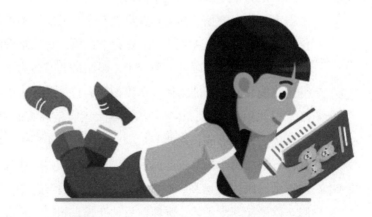

图 2-2 **躺着看书**

看书，平躺的时间长了，也很容易变成这个姿势，这样光线就会更差，双眼距书本的距离也不等，时间长了也很容易造成眼疲劳和形成双眼近视度数不相等。除此之外，躺着看书时，身体与支持面的接触面积增大，压强变小，人体处于一种舒适的状态中，会使人感到困倦，导致人的大脑比较迟钝，记忆力也大幅下降，对学习也十分不利。

- **坐车或走路看书** 因为课业的紧张，有的青少年喜欢充分利用时间，边走路边看书，或在行走的车厢里看书，这样会对眼睛造成很大的危害。因为这两种情况下，身体在不断地晃动，眼睛和书本的距离无法固定，眼睛需要不断地重新调节对焦，加重了眼睛的负担。另外，在这两种情况下，照明条件也不佳，对眼睛的健康十分不利。长期坐车或走路看书，也容易诱发近视。

7 电子产品的使用对近视的形成和发展有影响吗？

现在的孩子多是独生子女，无人陪伴玩耍，所以喜欢靠打游戏、看电视来打发时间。再加上网络教学模式的兴起，电子教具对传统教育模式的取代，使电子产品的使用大幅度增加。但我们需要知道，电子产品本身与近视的发生并没有直接的关系，主要是电子产品的不正当使用带来了近视。电子产品有其本身的独特性，一是需要极强的专注力，二是很容易成瘾。专注力会使孩子距离电子产品过近，而成瘾会造成孩子使用时间过长，满足了近视形成的两个大成因，自然很容易形成近视。

8 睡眠不足对近视的形成和发展有影响吗？

因为眼睛的发育和视力调节主要受自主神经的支配，当自主神经出现功能紊乱时，眼内睫状肌就会出现异常收缩，进而使眼轴变长形成近视。眼科医生的调查和统计资料证实，造成眼部自主神经功能紊乱的首要因素，是睡眠时间的缺乏。因为眼睛实质上是大脑组织的延伸部分，故大脑得不到充分休息时，就必会影响眼睛的健康。

另外，看电视的时间过长、暗室读书及体质差等也可引起自主神经功能紊乱，但是这些因素比起睡眠时间的缺乏所起的作用要小。所以，对于青少年儿童来说，保证充分的睡眠时间和愉快的生活，也是预防近视眼的又一要素。

9 饮食习惯对近视的形成和发展有什么影响？

不良的饮食习惯是近视的催化剂，它会撕开眼睛预防近视的保护层，从而引起近视。主要的不良饮食习惯包括：

- **吃得过甜** 甜食在体内代谢的产物是酸性物质，这些酸性物质会与体内的钙、铬等微量元素结合，并从人体排出，导致体力钙、锌、铬等微量元素缺乏，使眼球壁的弹力减弱，导致近视眼的发生。同时，甜食过多可导致体内维生素 B_1 的大量消耗，引起眼球内房水及晶状体渗透压的改变，从而影响视神经功能及晶状体的屈光力，引起视力下降。
- **吃得过精** 长期吃精细食物，造成肌体缺铬等微量元素，使晶状体变凸、屈光度增加，产生近视。铬主要存在于粗粮、红糖、蔬菜及水果等食品中。
- **吃得过偏** 有些孩子只吃荤食，不吃或少吃蔬菜和水果，而有的孩子偏好吃蔬菜，不吃或少吃荤菜，这样会导致孩子体内维生素、微量元素、蛋白质等营养不均衡，影响眼球发育和眼组织功能，眼部营养供应缺乏，引起近视就是很自然的事啦。

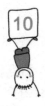

10 为什么孩子戴眼镜，近视还会增长？

很多近视青少年，配了眼镜后，视力已经达到正常水平，可是过了一两个学期，又发现看不清黑板了。到医院检查后，发现近视度数又加深了，需要重新验光配镜。所以很多家长误认为："孩子不能戴眼镜，越戴度数越大，戴了眼镜以后就摘不掉了"。这是个错误看法，因为青少年还处于生长发育期，一旦真性近视形成，由于眼球的发育并没有停止，眼轴会逐渐增长，从而导致近视度数的增长，这种情况直至成年后才能相对稳定。所以，青少年一旦近视，近视度数一定会加深，只不过加深的速度因人而异。儿童佩戴眼镜后，近视度数增长过快的主要原因有：

- 配镜不合适：有些家长对孩子配眼镜并不慎重，仅从眼镜店或商店里随便买一副眼镜，这样的眼镜并没有经过正规的医学检查及验光。这种不合适的眼镜虽然能让孩子看得更清晰，但时间一久却会导致眼睛酸胀、视疲劳，从而使视力下降。

- 不良用眼卫生习惯：很多家长常以为配了眼镜就万事大吉了，并不注意孩子的用眼习惯。如前所述，如果孩子写作业或看书时距离还是很近，喜欢躺着看书，边走路边看书，站在阳光下或者在昏暗房间里看书，阅读时间太久，看电视距离太近，长时间上网玩游戏等，这些不好的用眼习惯都会引起眼睫状肌过度调节产生视疲劳，时间久了，近视度数必然会增加。

- 不坚持戴镜：有的家长害怕孩子经常戴眼镜会使近视度数愈来愈深，所以就让孩子上课时戴，下课时摘；或者看不见的时候戴，能勉强看见时就不戴。这种时戴时不戴的方法，使眼睛经常处于不稳定的调节状态，久而久之，近视度数也会不断加深。

- 营养不均衡会导致眼球发育欠佳，也会使近视度数进一步加深。

- 一部分孩子患有病理性近视，多由遗传因素造成的，这种近视患者度数通常进展很快，且可能需要到 20 ~ 30 岁后才能相对稳定。

总之，儿童佩戴眼镜后，近视度数加深过快是由诸多因素导致的，不能误认为是戴眼镜引起的。

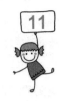

11 噪音对近视的形成和发展有影响吗?

人们都知道噪音会严重影响听觉,甚至使人丧失听力。但是人们却不知道,耳朵与眼睛之间有着微妙的内在"联系",当噪音作用于听觉器官时,也会通过神经系统的作用而波及视觉器官,使人眼对光亮度的敏感性降低,从而影响视力。研究者研究发现,当噪音强度超过了 90dB(分贝)时,视网膜的光亮敏感度就会出现明显的下降。噪音还能使视力清晰度的稳定性下降,比如:噪音在 70dB 时,视力清晰度恢复到稳定状态时需要 20 分钟;而噪音在 85dB 时,至少需要一个多小时。所以,家长应尽量让孩子远离噪音环境,并给孩子提供安静和谐的家庭环境。

12 过早的教育是否更容易形成近视?

当下,应试教育在家长们心中根深蒂固,家长普遍认为"孩子不能输在起跑线上"。为了让孩子"出类拔萃",在幼儿园时期,家长便开始为孩子的学业计划起来,让孩子学习乐器、养成阅读习惯、学习绘画、识字及写字等。但家长不知道,学龄期前儿童视力还没有发育到成人水平,他们常常要把书本、乐谱等放在离眼睛很近的地方才能看清楚。而且,由于幼儿在写字时眼睛一般集中在笔尖及周围很小的范围内,并且其眼手协调功能还没有完全建立,他们必须紧紧盯着笔尖才能写成一个字,因此,眼睛便会很快疲劳、发涩。久而久之,引起眼睛的焦距调节能力下降而造成近视。

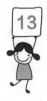

13 什么样的兴趣爱好培养容易引起近视?

家长们都希望孩子博采众长,报兴趣班甚至成为一种攀比,殊不知,兴趣爱好没培养成,反而令孩子眼睛过度疲劳,培养了不少"小眼镜"。被誉为乐器之王的钢琴,一直是家长们着力培养孩子气质和情操的首选,但是钢琴的黑白条纹间隔被称为光栅,对眼睛刺激比较大，加上密密麻麻的琴谱，就对视力造成了双重打击。除了钢琴等乐器学习，有绘画、围棋、毛笔字等兴趣爱好的孩子也容易患有近视。其实这些兴趣爱好只是导致近视的诱因之一而已，但凡需要过度使用双眼的活动，都容易使孩子近视。所以，希望家长根据孩子的喜好选择兴趣班，不要普遍撒网，并尽量不要过度增加孩子的用眼负担。

14 晚上开小夜灯睡觉容易引起近视吗？

1999 年，研究者首次报道了小夜灯和近视形成的关系。研究结果显示，2 岁之前的孩子开小夜灯睡觉，将来患上近视眼的概率是关灯睡觉孩子的 5 倍。研究者认为两岁前是视力发育的关键期，这个时候的光线环境对于孩子将来的视力有着决定性的作用。长时间开灯睡觉会导致瞳孔无法真正的放松休息，眼睛上的神经和肌肉一直处于紧绷的状态，而不同光照的水平就改变了眼轴的长度，增加了近视的概率。而随后大量的研究又推翻了这个结论，在这些研究中，都没有发现小夜灯的使用与日后近视的形成有直接相关性，所以宝妈不必过度担心。

还有很多人说使用小夜灯会使孩子性早熟、个子长不高，但是光照要达到多少的亮度或者多长的时间才会导致性早熟、影响长高，哪种光源的灯会导致性早熟、影响长高都不确定。所以，这种说法也是非常不严谨的。

虽然现在不能证明小夜灯的使用与近视直接相关，但是我们也不建议夜灯长明。使用小夜灯，可以选择有定时功能的，尽量做到用时开、不用马上关，尽量避免整晚开小夜灯的情况发生。选购小夜灯时，也尽量选择光线柔和偏暗的，小夜灯也尽量放置在低于桌子和床高的地方，这样可以有效减少对宝宝眼睛的刺激。

（胡 兰 徐 玲）

参考文献

[1] 何雯雯, 竺向佳, 卢奕. 高度近视的遗传学研究进展[J]. 中国眼耳鼻喉科杂志, 2019, 19(2): 131-136.

[2] 杨智宽. 近视眼的成因及防控对策[J]. 中国眼镜科技杂志, 2018(17): 102-105.

[3] Fierson WM. Myopia and Ambient Lighting at Night[J]. Aap Grand Rounds, 1999, 2(2): 16-17.

[4] Damian C, Artur M, Maciej C, et al. Myopia and night lighting[J]. Investigations on children with negative family history. klinika oczna, 2012, 114(1): 22-25.

第三章 **近视的症状与分类**

1 出现什么症状应该警惕近视的发生？

    如果孩子既往的视力特别是远视力是良好的，但随着近距离用眼量的增加，比如过多的近距离作业，接触手机等电子产品的时间增多，逐渐出现以下症状，家长要警惕孩子近视的发生。这些症状包括：出现中远距离的视物模糊，表现为歪头或眯眼看电视，不自觉地凑近电视或想要看清的物体（图 3-1）；下午或光线不明亮时看黑板不清楚，座位向后调整时不能看清黑板；打哈欠眼内有眼泪充盈时视力变清晰；喜欢眯眼视物等。这些表现都可能提示孩子远视力下降了，但同时近距离阅读和视物没有出现异常，这种情况下出现近视的可能性最大。少数儿童还可伴有眼疲劳、眼干涩等异常不适感。

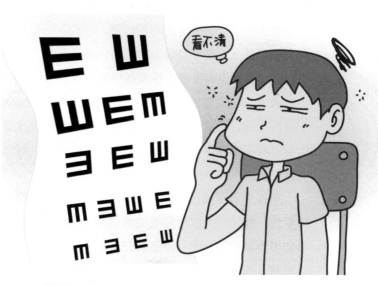

图 3-1 眯眼视物

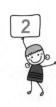

2 近视的主要表现是什么？

近视眼的临床表现多种多样，最主要的表现为看远不清楚，看近不受影响，轻度近视者对模糊的远处物像不以为然，且因视近非常清晰，平时生活、学习及工作多能适应，并不感到有所限制，因此不会出现明显的异常表现，但仔细观察会发现看远出现视力下降，仅当有视远需要，或当与正常视力者比较，或当健康体格检查时，方被察觉。近视眼的度数越高，看远的视力越差。为了减少眼部看到的朦胧像，不少近视者多通过缩小睑裂，增加景深来提高视力，故常表现为习惯性眯眼动作，儿童青少年患者上课看不清楚时，喜欢眯着眼睛或者歪头看黑板。阴雨天更明显，会出现阅读距离变近、眼胀痛、看书串行、精力不集中等表现。有很大一部分儿童青少年患者是看电视时歪头、眯眼被家长发现的，而一旦戴上矫正眼镜后，惊叹眼前出现了另一个清晰的世界。一些年幼即有近视者，由于远视力明显低下，平时喜居室内独自活动，从而性格多趋内向，家长也习以为常而没有警惕，没有在早期发现并干预治疗。

此外，当注视近处物体时，为保证双眼单视及增强视觉效果，双眼不仅进行调节，同时产生集合（辐辏）及瞳孔缩小。近视眼因为看近时不用或少用调节，集合功能相应减弱，可以出现外隐斜或者外斜视。

近视患者可能也会有飞蚊症样影子在眼前漂浮，这是由于玻璃体变性、液化、混浊所形成的细微漂浮物投影在视网膜上，而引起眼前黑影飘动的现象。由于部位、大小、数量不同而形态多样。可呈点状、线状、网状或云片状，眼前如同有蚊虫或苍蝇飞动，数量不一，时隐时现，密度不均，有淡有浓，出现可早可迟。一般随年龄增长和近视度数增长而稍增多。这种现象通常不影响视力，但有些患者对此十分敏感，常为眼前的异常现象而烦恼。但若黑影突然增多，或固定于一处，并有闪光等其他异常表现，加上视力明显下降及视野缺损等，则应立即做进一步检查，以排除其他疾病的发生。此外，高度近视的患者眼球看起来特别饱满，并向外突出，这是由于眼轴过长导致的。

通常近视者在过多用眼后可出现一些异常感觉及视疲劳现象。多见于伴有散光、屈光参差（双眼近视度数相差很大），或全身状况不佳时。如视物变形、重影、小视（尤见于佩戴高屈光度的眼镜时）、闪光、变色、畏光、眼干、眼痒、眼异物感、眼皮沉重、眼酸胀疼痛、头痛及不能持久阅读等症状。

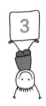

3 什么是假性近视和真性近视？

"我家孩子是真性近视还是假性近视？"门诊内经常有患者家长这么问。这个怎么判断呢？其实真性、假性就是一种近视的分类方法，按真性、假性可将近视细分为三类。

- **假性近视**　该类近视并没有发生眼睛结构的改变，但因为用眼过度导致睫状肌痉挛，患者平时表现为近视眼。如果养成良好的用眼习惯或者是用眼卫生，或用一下缓解眼睛疲劳的滴眼液或者是睫状肌麻痹剂强制放松调节张力，患者还能恢复到不近视的状态。

- **真性近视眼**　往往就是发生了眼睛结构的改变，大多真性近视的患者为轴性近视，就是已经发生了眼轴的增长，也有可能是晶状体的调节能力增强导致的近视。这一类的近视，休息或使用睫状肌麻痹剂后近视的状态不改变，临床较为常见。

- **混合性近视眼**　患者的近视内有一部分真性的成分，也有一部分假性的成分。休息或使用睫状肌麻痹剂后近视眼度数有一定程度的降低，但仍为近视眼，此类型临床上最为常见。

这三类近视眼之间不是那么截然划分的，一个近视眼患者的发病过程中，可能这三种近视眼他都要先后经历。在初发的时候，调节因素起的作用力较大，较多为假性近视眼，以后随着病程的进展和屈光度的增加，调节因素起的作用渐渐变小，器质性因素（主要是眼轴延长）起的作用较大，假性近视眼随之减少。到屈光度在−3.00D以上，病程2年或者更久的，基本上已经没有假性近视眼，多为真性或混合性近视眼。假性近视之所以会恢复，是因为眼球还没有变长，所以只要做好适当的治疗，注意用眼习惯，视力还是可以恢复的。如果假性近视不及时纠正和治疗，那么很容易发展成真性近视，真性近视就是再做出什么样的努力都没有办法恢复正常了。

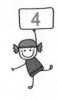

4 按度数分类，近视分几类？

根据近视眼的屈光度分类法，将近视眼分为低度近视眼（–3.0D及以内）、中度近视眼（–3.25～–5.75D）与高度近视眼（–6.00D及以上）。

一般而言，低中度的近视眼多为单纯性近视眼，超高度近视眼为病理性近视眼。而–6.00～–9.00D的高度近视眼在我国可能包括了较轻度的病理性近视眼与较重的、由遗传及环境因素共同决定的单纯性近视眼。

5 为什么高度近视更危险？

一方面高度近视眼不戴眼镜时的视力非常低下，接近盲的标准，对眼镜的依赖非常高，日常活动更不方便；另一方面高度近视都是轴性近视，即眼轴过长。眼球就好像一个圆形的气球，因为充入过多气体拉长成了椭圆形，眼底就像气球内壁变薄，更容易损坏，更容易发生一些严重的并发症，如后巩膜葡萄肿、视网膜萎缩变性、出血和裂孔、视网膜脱离、白内障、青光眼、视网膜下新生血管等眼病。虽然大多数高度近视并不会直接失明，但是高度近视者患眼病和致盲的概率确实比正常人高出数倍。

近视度数越高，眼轴越长，眼球壁的各层组织都会相应地变薄、萎缩。因此我们常说，高度近视患者最好避免剧烈运动，如：蹦极、跳水、拳击等。这些并发症大部分会造成严重的后果，甚至导致失明，高度近视并发症也是成人常见的致盲原因之一。

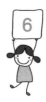

6 近视患者出现什么样的症状需要立即就诊?

青少年佩戴眼镜后,如出现以下情况建议尽早就医。首先,视力明显下降,即使戴上眼镜,视力也不如往常,或者近视度数加深过快时,应及时到眼科医院检查;其次,突然出现眼前黑影、视野缺损、有闪光感、飞蚊现象突然增多等(图 3-2),也应及时到眼科医院排查,可能存在玻璃体后脱离、视网膜脱离等眼底异常,是眼睛病变的预兆。

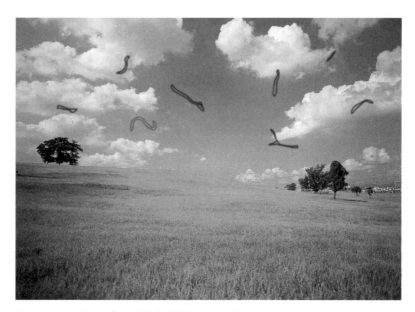

图 3-2　飞蚊症现象,眼前漂浮的黑影增多

7 按病因分类,近视分几类?

根据近视眼病因分类,可以分为原发性(指近视眼并非由已知的眼病或全身性疾病所致)与继发性(指近视眼继发于已知的眼病或全身性疾病)两大类。原发性近视又可分为单纯性与病理性两大类。

- 原发性近视
  - 单纯性近视眼：多起自于儿童及青少年，进行至一定程度后就会自行终止，最终近视屈光在 –6.00D 以下，矫正视力正常，眼底一般正常，最多有窄弧形斑及豹纹眼底。眼轴可有延长，但仍在正常范围，发病原因与遗传因素及环境因素（长时间近距离用眼及缺少户外活动）均有关，属于多因子遗传；
  - 病理性近视眼：多起病于儿童期，持续地进行性加深，发展快，至成年后相对静止，但仍有不稳定的增长情况。最终近视屈光度多 >–6.00D。眼轴明显延长，有后葡萄肿和明显眼底变性，包括环形及大弧形斑、漆裂纹、黄斑区视网膜劈裂、黄斑出血、Fuchs 斑及脉络膜视网膜变性，可发生视网膜脱离、青光眼、白内障等并发症，视功能明显受损，矫正视力可低于正常。视野、光觉及对比觉等功能多呈现异常。病因主要与遗传有关，已发现有常染色体显性、隐性与性连锁遗传等多种单基因遗传方式。所以，如果在临床上遇到有病理性近视眼的家长，一般我们会建议带孩子来做检查，以求早发现、早治疗，也建议进行基因检测来发现更多的治疗信息。
- **继发性近视**　指近视眼继发于已知的眼病或全身性疾病，往往治疗效果不理想，临床不多见。

 ## 能引起继发性近视最常见的眼病是什么？

　　继发性近视是由于全身性疾病或其他眼病、中毒、外伤、代谢异常、环境改变等引起的眼部进行性病变，表现以"近视性屈光为主"的一组症候群。主要为屈光指数改变或调节异常等，使屈光力增加所致，如糖尿病性近视、白内障初期近视，还有一些发育异常的综合征，如马凡综合征等。能够引起青少年继发性近视的常见疾病为早产儿视网膜病变、家族性渗出性玻璃体视网膜病变等眼底病变，马凡综合征等全身性疾病及眼部外伤等。

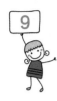

9 按眼屈光要素改变分类，近视分几类？

眼的屈光要素包括眼轴长度、角膜曲率、晶状体曲率及各屈光介质的折射率。各个要素的改变均可引起近视眼。

- **轴性近视眼**（图 3-3） 由于眼轴延长所致，主要见于原发性近视眼及部分继发性近视眼。
- **曲率性近视眼**（图 3-3） 指由于角膜或晶状体的曲率半径缩短导致屈光力增加所致，主要见于角膜疾病（先天性小角膜、圆锥角膜等）和晶状体疾病（小球状晶状体、圆锥状晶状体等）。
- **屈光指数性近视眼** 指由于眼屈光介质的折射率增加引起的近视眼，最常见的是年老后晶体核硬化，以及进一步发展而成的核性白内障引起晶状体屈光力增加所造成的近视眼。

晶体或角膜屈光力过强

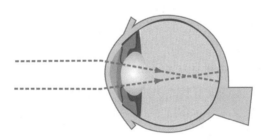

眼轴增长

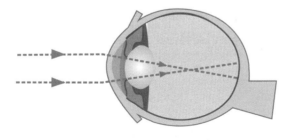

图 3-3 曲率性近视和轴性近视的模式图

31

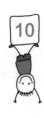

10 知道近视的分类对近视防控有什么作用？

知道近视的分类就相当于知道近视的发病原因和严重程度，就可以先去除可能去除的病因，再根据不同类型近视的演变规律采取不同的控制和矫正方法。对那些高危人群进行更有效的患者教育和随访管理，避免发生严重的致盲性病变。

11 怀疑孩子近视应该怎么办？

建议尽快带孩子去正规医院的眼科或眼科机构检查视力、屈光度及眼前部和眼底，如果孩子确实有屈光不正，要先进行一个初步的病史收集，判断近视类型。进行近视相关的眼部参数检测，并用阿托品眼膏等睫状肌麻痹药物进行睫状肌麻痹散瞳验光，再根据患者的具体情况选择适合的方法进行矫正。

12 儿童近视能直接在眼镜店配镜吗？

儿童的屈光调节力比较强，患有假性近视的可能性明显高于成人，这是儿童的发育特点决定的，因此不能像成人一样直接进行主观验光，需要通过睫状肌麻痹、视功能检测后进行准确的验光，大多数的眼镜店没有这样做的资质。所以，儿童需要到具有医疗资质的视光中心和医院进行验光配镜。同时不仅仅是配镜，还需要在具有资质的医疗眼科进行不断地随诊，观察眼底和近视的进展程度，根据不同的情况随时调整治疗方案和矫正方式。

（林　静　李　军）

参考文献

[1] 杨培增, 范先群. 眼科学 (第9版)[M]. 北京: 人民卫生出版社, 2018.

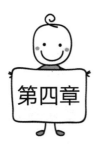

第四章 近视的诊断与鉴别诊断

1 儿童近视需要进行常规眼健康检查吗?

近视的主要表现是远视力下降,很多其他的眼病也会表现出相同的症状,所以儿童在诊断近视之前,一定要逐一排除引起视力低下的其他眼病,一定要进行常规的眼科检查,包括基础检查和特殊检查。

基础眼健康检查是每个近视就诊患者都要进行的,这些检查包括视力和矫正视力检查,观察患者的视力损伤程度;电脑验光仪检查,大致评估患者存在的屈光问题,包括近视、远视及散光;眼内压检查,它是眼内容物对眼球壁施加的均衡压力,是排除青光眼的主要观察指标,并且决定患者是否能够进行散瞳验光,正常眼压的范围为 11～21mmHg。测量眼压如高于 21mmHg 时要警惕青光眼,眼压低于 11mmHg 时要警惕视网膜脱落、葡萄膜炎、眼球萎缩等眼病;裂隙灯检查,评估患者是否伴有眼前节异常(详见本章后内容);最后是眼后节检查,评估患者是否伴有玻璃体及眼底疾病(详见本章后内容)。

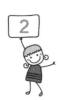

2 儿童如何配合裂隙灯检查? 其检查目的是什么?

眼前节是指位于晶状体以前的部分,包括眼睑、泪器、结膜、角膜、巩膜、前房、虹膜、瞳孔和晶状体。医生主要通过裂隙灯进行眼前节检查,并可以对结膜炎、角膜炎、先天性白内障、眼前部发育畸形等进行筛查,能配合的儿童都建议行此项检查。

儿童行裂隙灯检查时,医生会根据儿童的大小及身高选择其检查姿势和方法。婴儿很难坐立于裂隙灯前,此时他们可以躺在妈妈的怀里,医生可使用手持裂隙灯对患儿进行检查。坐立的幼儿因为身高过低,很难将头部置于裂隙灯检查支架上,此时患儿可端坐于父母的腿上,这样他自然被抬高了。一般 2 岁以上的患者只要能配合,都能进行裂隙灯检查(图 4-1)。

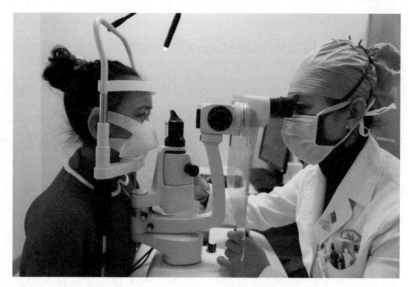

图 4-1　儿童裂隙灯检查

　　有的家长担心，裂隙灯的光线这么强，是否会对孩子的眼睛造成损伤？其实这大可不必担心，这个检查操作时间很短，对孩子眼睛并没伤害。孩子只需配合睁开双眼，头部固定在支架上即可。

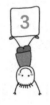

3 什么是眼底检查？其检查目的是什么？

　　眼后节检查也称眼底检查，眼后节是指位于晶状体以后的部位，包括玻璃体、视网膜、脉络膜和视神经乳头。一般需要在散瞳状态下，按照一定的顺序进行检查。眼底的检查需要检眼镜（直接、间接）。直接检眼镜：适用于观察后极部微小病变，如细小渗出、色素改变等，但检查的视野范围小，无立体感，对周边的视网膜疾病容易漏诊。间接检眼镜：视野宽，可观察整个眼底，适用于各种眼底病的诊断和鉴别诊断，但较难分辨眼底的一些细微变化（图4-2）。进行眼底检查的目的是为了排除眼底疾病，为下一步的诊断做铺垫。

　　低龄儿童的眼底检查多采用直接检眼镜，刺激性较小，也不用固定在裂隙灯前。孩子只需按照医生的要求固视前方的物体或转动眼睛即可。

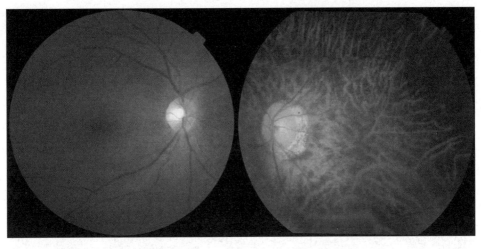

图 4-2　眼底照
注：左图：正常眼底；右图：高度近视眼底

4 什么样的近视患者建议进行全面的眼底检查？

　　前文已介绍，单纯性近视一般不会伴有眼底并发症，但高度近视是"病"啊，而且是会失明的病！高度近视的患者眼底病变概率比普通人高很多，因此高度近视的患者建议至少每年都要进行全面的眼底检查。另外，视力明显下降，即使戴上眼镜，视力也不如往常，或者近视度数加深过快的患者，突然出现眼前黑影、视野缺损、有闪光感、飞蚊现象突然增多的患者，也需要及时到眼科医院就诊，并做全面的眼底检查排除玻璃体后脱离、视网膜脱离等眼病。

5 全面眼底检查包括什么项目？

　　医生根据患者基础检查情况来初步评估患者的眼部是否正常，是否有引起视力低下的其他眼病，是否需要进一步的特殊检查，从而指导医生对疾病进行正确的诊断，并为治疗方案的选择提供准确资料。全面眼底检查包括以下几种：

• **A/B 超检查**（图 4-3） 该项检查是一种诊断准确、无痛无害、方便快捷的显像技术，可以用来测量眼球的各种数据，确定晶状体的大小和位置，了解玻璃体腔、视网膜及眼眶病变等。B 超是在屈光间质不透明和其他检查不配合时了解眼内情况的检查方法之一，如白瞳孔症、玻璃体混浊、出血、视网膜和脉络膜脱离、眼内肿物、眼球萎缩、球内异物等，对临床有很好的指导作用。

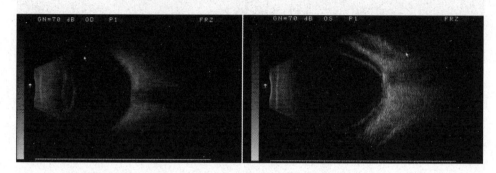

图 4-3 **眼 B 超图**
注：左图：正常 B 超图；右图：视网膜脱离 B 超图

• **散瞳眼底检查** 散瞳下眼底检查仅能检查眼底中央部，包括视神经、黄斑区和后极部血管等，但近视的眼底并发症，如变性、裂孔及视网膜脱离常见于眼底周边部，所以需要扩大瞳孔才能看到。
• **眼底照相** 许多全身性疾病，如高血压、肾病、糖尿病等均会并发眼底病变，眼底照相可真实地拍下当时的病情情况，并且患者可以通过眼底片直观看到病变部位，便于对自己病情的了解。当前，广角的眼底照相机越来越受到医生的青睐，它可显示 210° 的眼底状态，而且减少散瞳引起的畏光及视近不清等症状，尤其适合青少年的眼底观察。不同时期疾病的眼底变化不同，通过眼底片比对，能判断出病情进展情况，为疾病诊断提供重要的眼底资料。

- **光学相干断层扫描（OCT）** OCT 能清晰地显示眼后段，主要是黄斑和视乳头的形态特征、视网膜的层间结构、视网膜及其神经纤维层正常厚度变化，还可以观察角膜、虹膜、晶状体等眼前段组织，并准确测量相关数据。对不明原因的远视力下降、视物变形、弱视等疾病的患者均应行 OCT 检查。
- **视野检查** 健全的视野对人们从事劳动、学习和生活都非常重要。视野是指一眼注视正前方所见到的空间范围。它反映视网膜黄斑中央凹以外的视细胞功能，也叫周边视力。视野的检查对某些疾病如脑肿瘤、脑外伤损伤视路、青光眼、视神经萎缩等的诊断、鉴别诊断、疾病进展程度及判断预后非常重要。

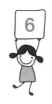

6 眼外肌功能检查在近视治疗中有什么作用？

通过眼外肌及眼球运动的检查来评判患者是否伴有斜视、斜视类型、斜视是共同性还是非共同性的、斜视对近视的影响、斜视对双眼视功能的影响、斜视对验光配镜的影响等。

斜视的类型对近视度数的选择及镜片的选择有着指导性作用，因此近视患儿评估眼外肌功能很重要。

7 什么是眼视功能检查？它在近视治疗中的作用如何？

良好的双眼视觉功能不仅能让眼睛清晰看远，还能持续舒适阅读。若双眼视觉出现了缺陷和障碍，将会引起复视、视疲劳、头晕、注意力不集中、近视度数增长等问题，而这些问题单靠传统的验光是无法解决的。

双眼视功能检测在近视防控中是非常重要的，医生根据检测结果及患者的主诉做出具体分析，准确发现问题，及时对症治疗，帮助受视觉困扰的患者改善视觉质量，延缓近视增长速度（详见第十一章）。

8 什么是眼生物测量?

眼生物测量是目前重复率最高, 最能精确地反映患者的屈光情况, 而且是无痛苦、无伤害的一种非接触式的检查方法。可快速、准确测量角膜厚度、前房深度、晶状体厚度、眼轴长度、角膜曲率、散光轴位等内容。

9 观察眼生物测量指标的变化在近视防控中的作用有哪些?

通过眼生物检测来判断角膜的曲率情况与眼轴的长度是否正常、是否匹配;了解被检者远视储备量, 判断其发展成近视的可能性;了解近视的类型、预测近视的发展情况等。

眼生物测量是儿童屈光档案建立中非常重要的检测内容, 尤其对学龄前及未近视的儿童意义更为重大。建议每个孩子都应尽早行此项检测, 并定期复查, 做好记录, 检测数据的变化对近视防控具有重大意义。通过各种防控手段的干预让孩子们不近视、晚近视、不发展成高度近视、远离近视眼并发症和病理性近视。

在此检测的基础上, 我们对于轻度近视患者, 建议进行医学验光, 养成良好的读写习惯, 及时配镜, 多做户外活动和调节功能训练, 每晚睡前滴低浓度(0.01%)的阿托品滴眼液控制孩子近视的发展速度。对于中度近视患者, 要定期做眼生物测量的检查, 关注眼轴的变化与生长发育的关系, 关注眼底变化, 建议坚持佩戴眼镜, 最好佩戴角膜塑形镜(合适的前提下), 预防中度向高度近视发展。对于高度近视患者, 一定要定期行眼生物测量检查和眼底检查, 及时发现眼轴各项指标的变化和眼底变化, 指导患者正确用眼, 避免剧烈运动, 避免外伤。对于危险性的运动如跳水、跳绳、拳击等应谨慎。提醒患高度近视的患者, 如果眼前有闪光感或玻璃体混浊明显增多的情况, 一定要及时就医, 降低玻璃体混浊、视网膜脱离等并发症的风险。

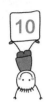

10 什么是散瞳验光？

　　睫状肌麻痹验光是为了去除调节状况对屈光程度的影响。由于麻痹睫状肌的药物多伴有散大瞳孔的作用，因此又称为散瞳验光。由于儿童的调节力强于成人，为了精确检查出儿童的实际屈光度数，验光前必须使用强效睫状肌麻痹剂消除调节影响，在睫状肌充分麻痹状态下进行视网膜检影验光，这对于矫正内斜视、中度和高度远视眼、混合性散光及低龄儿童的屈光不正至关重要。

　　医生会根据年龄和屈光度的不同选用 1% 阿托品滴眼剂（俗称慢散），或盐酸环喷托酯滴眼液和 0.5% 托品酰胺滴眼液（俗称快散）等。睫状肌麻痹剂的作用是使眼睫状肌麻痹和瞳孔散大，孩子会出现畏光和视近物模糊现象。托品酰胺滴眼液一般 6~8 个小时药效作用消失，瞳孔恢复如初。慢速散瞳剂即阿托品散瞳可能需 2~3 周药效作用消失。盐酸环喷托酯滴眼液一般 1~3 天作用消失。少数孩子使用阿托品散瞳可能会出现面红口干、头晕、心慌等症状。对于青光眼或眼压升高倾向者禁用散瞳剂。

11 什么情况下需要散瞳验光？

- **适应证**
  - 12 岁以下儿童应常规使用；
  - 16 岁以下的远视性屈光不正儿童，尤其伴有内斜视者；
  - 弱视儿童；
  - 怀疑调节痉挛者；
  - 临床症状与显然验光结果不一致，或显然验光结果的准确性受到质疑时；
  - 矫正视力不正常且不能用其他眼病解释者。
- **禁忌证**　儿童心脏病、颅脑外伤、痉挛性麻痹、唐氏综合征、癫痫以及对药物成分过敏者。
- **注意事项**　使用睫状肌麻痹剂滴眼液后，用手指压迫泪囊区

2～3分钟，以减少全身对药物的吸收。用药后会出现视近物不清及户外畏光现象。药物应妥善保管，远离儿童。儿童用药期间应密切观察，一旦出现不良反应或过敏反应体征应立即停药。

12 近视伴大散光需要做什么检查?

角膜地形图在临床应用于角膜散光的检查，它能够定量地分析角膜性状，将角膜曲度以数据或不同的颜色显示出来，其两轴曲度之差为角膜散光。在诊断角膜曲度异常方面，角膜地形图的问世使亚临床期圆锥角膜和圆锥角膜的早期诊断成为可能，其圆锥角膜诊断准确率高达96%。近视伴有大散光的患者、散光度数增长过快的患者、大散光矫正视力不佳的患者，需要进行角膜地形图的检查，以排除圆锥角膜。

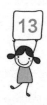

13 近视基因检查的指导作用是什么?

低度近视为多基因遗传，高度近视为常染色体隐性遗传。对于年龄小、度数大、近亲有高度近视的患儿，我们建议进行基因易感基因的检测，查明患儿患高度近视的风险等级，根据患儿的风险等级情况及相应的基因位点的表型，给予患儿合理、精准的个性化近视防控手段。

14 近视需要与哪些疾病相鉴别?

临床上低度近视的患者常表现远视力下降（低于1.0），近视力正常（1.0）。主述重影、眯眼、眨眼等视疲劳症状，需要与以下眼病鉴别：

- **远视** 小度数远视（远视性储备）是裸眼视力看远、看近视力都正常（1.0），中、高度远视裸眼视力是看远、看近都不正常（均低于1.0）。可以通过视力的检测、眼生物测量、睫状肌麻痹下的验光来确定屈光状态及屈光度数。

- **散光** 低度散光者，一般裸眼视力受影响不大，但视疲劳症状明显，尤其是在固定的距离做细致的工作时更明显。如果工作不需要精确的视力，常不会出现视疲劳症状。

中、高度散光常出现裸眼远视力不良，视物模糊。为看清目标，患者常常有转头动作或斜颈、眯眼，甚至将看的东西拿到离眼很近的距离，疑似近视，可以通过视力的检测、眼生物测量、角膜地形图、睫状肌麻痹下的验光来确定散光状态及度数，通过角膜地形图检测排除早期的圆锥角膜。

- **弱视** 是单眼或双眼最佳矫正视力低于相应年龄的视力，并且排除了其他眼部的器质性病变。它的发病原因包括远视、近视、散光，可以通过视力的检测、眼生物测量、睫状肌麻痹下的验光、眼底疾病的排除来确定。

- **假性近视** 亦称调节性近视，其眼球轴径长度正常，但屈光间质的屈光力超出正常，一般为晶状体调节过度，因此远处的光线入眼后成像于视网膜前，形成所谓的近视。可以通过视力的检测、眼生物测量、睫状肌麻痹下的验光来确定。睫状肌麻痹后近视的屈光度完全消失，表现为正视眼或远视眼。

临床上高度近视患者表现远视力和近视力都比较差，由于眼球轴长、眼球壁薄，常伴有眼底及其他全身先天性疾病，发现及治疗不及时将导致失明，甚至终生残疾，所以高度近视应与以下疾病鉴别：

- **马凡综合征** 又名先天性中胚叶营养障碍综合征，是一种伴有身材瘦长、细长指趾的先天发育异常综合征，特征性表现包括高度近视、高度散光、晶体脱位或半脱位、肢体瘦长、心血管异常、调节异常和色觉障碍等；

- **球形晶状体综合征** 又称反马凡综合征，具有高度近视、高度散光，同时伴有晶体脱位或半脱位、肢体粗短的遗传性疾病；

- **Stickler综合征** 又称遗传性进行性关节 - 眼病，主要以眼部、关节、口面部及听力损伤为特征。本病的主要眼部特征为先天性高度近视，发生率 >75%，除此之外，还会伴有玻璃体变性、视网膜变性、视网膜全脱离、白内障或青光眼等其他眼部特征；

- **视网膜色素变性** 一种遗传性视网膜变性疾病，通常累及双眼，其临床特征为夜盲、进行性视野缩小、眼底典型的骨细胞样色素沉着及蜡黄样视神经乳头，一般在儿童期或少年期发病，青春期加重，常伴有高度近视、白内障和黄斑病变，晚年视功能损害严重而丧失视力；

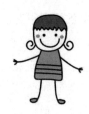

- **早产儿视网膜病变** 是由于胎儿发育不完善时即出现早产（月龄 <36 周，体重低于 1500g），并且在早产后吸氧，导致视网膜周边部没有完成血管化，出现缺血缺氧，诱导视网膜形成新生血管，引起眼内的出血和牵拉性视网膜脱离，从而视力低下甚至失明；

- **家族性渗出性玻璃体视网膜病变** 眼底改变与早产儿视网膜病变酷似，但本病发生于足月顺产新生儿，无吸氧史，且多数有常染色体显性遗传的家族史，本病同时侵犯双眼，两侧病情轻重不一定相等。

（李　杰　何　伟）

参考文献

[1] 杨培增, 范先群. 眼科学[M]. 北京: 人民卫生出版社, 2018.

[2] 杨智宽. 临床视光学[M]. 北京: 科学出版社, 2008.

[3] 中华医学会眼科学分会斜视与小儿眼科学组[J]. 中国儿童睫状肌麻痹验光及安全用药专家共识 (2019年). 中华眼科杂志, 2019, 55(1): 7-12.

第五章　近视的戴镜治疗

近视多少度以上需要配镜？

近视 >–0.50Ds 以上者建议佩戴眼镜，近视 –0.50Ds 可看清眼前约 2m 远，看 2m 以外物体开始出现模糊。我国学校设置暂行规定，要求前排课桌距离黑板至少 2m 以上，后排课桌后缘距黑板不超过 9m，因此近视超过 –0.50Ds 时，学生看黑板就会出现模糊现象，并影响孩子的学习。

对于 –0.50Ds 及以下的近视患者，可暂时不佩戴矫正眼镜，但应增加复查频率，每 1~2 个月复查一次。后期根据近视度数增长情况决定是否配镜。

明显近视不戴眼镜可以吗？

不可以。孩子近视不戴眼镜，度数会增高更快。儿童长时间看东西模糊，视觉发育有可能会受到影响。看东西时，每只眼睛都看清后，再融合到一起，产生立体感，物体才有大小、高矮之分。当孩子总是处于看不清的状态时，双眼合作能力也会开始下降，眼球易产生外隐斜或外斜视。

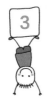

什么是医学验光？

医学验光是根据患者的眼部检查、屈光状态、眼位、调节力、视功能、年龄、职业、用眼习惯等十几项诊断指标而给出的科学处方，直接关系到所配眼镜的准确性和舒适性，它需要丰富的医学、视光学知识，产生的效果不仅是看清物体，还对眼睛起到治疗和保健作用，让眼睛享受清晰和舒适。医学验光过程主要包含以下内容：

- 问诊：了解全身及眼部基础情况；
- 眼球运动检查；
- 眼健康检查：裂隙灯和眼底镜的检查；
- 验光检查：小瞳下验光，必要时散瞳验光，客观验光（电脑

验光 / 检影验光）、主观验光（散光盘、交叉柱镜、红绿双色试验）、瞳距瞳高测量、主导眼、双眼视平衡等；

- 特殊检查：角膜曲率、视功能检查、A 超测量眼轴等；
- 诊断及分析：眼病问题、屈光问题、视功能问题等；
- 处理：屈光矫正 - 框架眼镜（单光眼镜 / 离焦眼镜 / 渐进眼镜 / 棱镜眼镜）、隐形眼镜（离焦软镜 / 角膜塑形镜 /RGP）、视觉训练、药物治疗、护眼产品的使用等。

医学验光解决的不单是视力，更多的是视觉质量，同时对于青少年还要考虑如何减缓度数增长，通过检查结果给予青少年个性化解决方案。

4 医学验光怎样指导配镜和戴镜?

医生应根据患者的眼部检查、屈光状态、眼位、调节力、视功能、年龄、职业、用眼习惯等十几项诊断指标给出科学的眼镜处方，并根据角膜曲率、视功能、眼轴测量等检查结果，帮助患者选择合适的眼镜。

- 轴性近视，建议首选角膜塑形镜或近视离焦设计镜片；
- 角膜曲率值指导镜片设计的选择，球面或非球面；
- 根据视功能检查结果，判断是否需要戴镜及日常佩戴方式，如近视伴有外斜视或外隐斜应足矫配镜且需要常戴。

5 眼镜不配足可以吗?

不可以。很多的家长可能会有这样的一个想法，配眼镜的时候应该把度数降低一点，要是太高了会导致近视越来越深，甚至主动要求验光医生减少 0.25D 或 0.5D 配镜，其实这种想法是错误的。配眼镜的时候度数不能随意改变，应该根据验光师给出来的实际度数来配镜，不能过低或者过高。眼镜不配足，戴眼镜看物体仍然模糊。有研究表明，模糊的成像视觉是引起近视的重要原因，模糊像会刺激眼轴的增长，眼轴每增加 1mm，相应的近视度数增加约

–3.00Ds。很多研究都证明了近视眼镜欠矫，不但不能延缓度数增长，还会引起近视度数增长过快。因此，对于青少年近视配镜建议足矫，佩戴眼镜的原则是能够达到最佳视力的最小度数，不是只看到 1.0 就行啦，如果患者最佳矫正视力为 1.2，就需要配能看到 1.2 的最小度数。

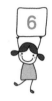

6 儿童近视需要全天戴镜吗？

青少年眼镜是否需要全天佩戴，这要结合患者的视力需求、近视程度及眼睛的视功能情况等综合分析。

- 近视 –1.50Ds 以内，视功能正常者，看远戴镜，看书写作业可不戴；
- 调节不足、调节不持久、集合不足、近视伴外斜视或外隐斜的近视患者应全天戴镜；
- 调节过度、调节超前、集合过度的患者，睫状肌麻痹后验光配镜，看远需全天戴镜。看书写作业时，近视 –1.50Ds 以内者可不戴，>–1.50Ds 者戴近用镜（ADD 处方，看近近视度数降低）；
- 近视伴内斜视或内隐斜，看远全天戴镜，看近时戴近用镜（ADD 处方）。

7 近视矫正镜的种类有哪些？

近视矫正镜主要分为角膜接触镜和框架眼镜两大类。这两种眼镜都能起到矫正近视，提升患者视力的需求。

- **框架眼镜**　现在仍然是近视患者的第一选择，因为框架眼镜相对更安全、价格较便宜。近视眼镜根据矫正镜片设计及功能不同，常分为以下几种：
  - 单焦眼镜：一个镜片上只有一个光度。优点：价格实惠，能够满足视力的基本需求；不足点：不适合眼睛屈光状态比较复杂的患者，且近视防控效果一般；

49

- 多焦眼镜：常见为双焦或多焦，一个镜片上有多个不同的光度。优点：中青年人群常因电脑用眼疲劳，佩戴多焦点眼镜后不容易疲劳，但近视防控效果不确；

- 近视离焦镜片：镜片中央部及周边部光度不同，造成周边近视离焦，延缓眼轴增长，有一定的近视防控效果；

- 多功能眼镜：包括变色镜、防护镜等。优点：不仅能矫正近视，而且还能防紫外线、蓝光等有害光线，保护晶体、黄斑等关键部位。

- **角膜接触镜**　又称隐形眼镜，矫正原理与框架眼镜基本相同，不同之处是角膜接触镜与角膜直接接触，使得镜片到达角膜顶点的距离缩短，而减少了框架眼镜所致的像放大率的问题。但是由于镜片与角膜、结膜、泪膜等直接接触，容易影响眼表正常生理。角膜接触镜主要分两类：一种是硬性的角膜接触镜，一种是软性的角膜接触镜。这两种分类里面还有很多更小的分类。

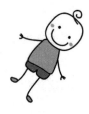

- 软镜由含水的高分子化合物制成，镜片透氧性与材料的含水量和镜片厚度有关。软镜的特点是验配很简单，佩戴舒适。镜片更换方式有传统型、定期更换型和抛弃型。一般的软性隐形眼镜也很难达到控制近视度数增长的作用。目前，功能性软镜在近视防控中的作用越来越受到眼科医生的关注，如双焦、多焦软镜及离焦软镜，国内外已有新型的功能性软镜应用于临床，其近视防控的作用及安全性仍需长期观察；

- 硬镜包括角膜塑形镜和 RGP。硬镜由质地较硬的疏水材料制成，其特点是透氧性强，抗蛋白沉淀，护理方便，光学成像质量佳，但验配较软镜复杂，佩戴者需要一定的适应期。由于硬镜和角膜之间有一层泪液镜，所以 RGP 矫正散光的效果比较好。一些特殊设计的硬镜还可以用于某些眼疾的视力矫正，比如圆锥角膜、不规则散光等。角膜塑形镜又称为 OK 镜，是一种特殊设计的高透氧性的硬镜，通过机械的压迫、镜片移动的按摩作用及泪液的液压作用而压平角膜的中央形状，达到暂时性降低近视度数的作用，又因其具有很好的近视防控作用，现已受到广大家长的青睐。

8 什么是功能性近视眼镜？包括哪几类？

功能性近视眼镜是指镜片上通过特殊设计，可有效减缓青少年近视度数的增长。它包括以下几类：

- **近视离焦镜片**　我们看远处物体时中央的物像是落在视网膜上的，故物像清晰。周边的物像落在视网膜的后方，为了看清周边的物像眼轴需要向后拉伸，眼轴每增长 1mm，近视就会增长约 –3.00Ds。近视离焦镜片通过镜片特殊设计把周边物像落到视网膜上或前方，从而减缓青少年近视度数增长。
- **渐进多焦点镜片**　镜片上有看远、看近两个光学区。眼睛看近处需要动用调节，时间久了，肌肉紧张会产生视疲劳。通过镜片下方不同程度的下加光（减少下方近视度数），帮助缓解看近时因紧张而引起的视疲劳。
- **双光棱镜**　具有一条魔力线，魔力线以上部分用于看远，魔力线以下部分有棱镜和下加光，用于看近，近用区固定 +2.00D 下加光及 3 △ 底向内三棱镜，用于缓解近视度数增长。

9 青少年渐进 / 双焦镜的适应证及作用机制是什么？

青少年渐进 / 双焦眼镜的作用机制是通过在镜片下半部分给予看近的处方，以缓解青少年长期近距离用眼时因肌肉紧张引起的眼睛疲劳。双焦眼镜看远区和看近区是分开的，渐进眼镜光度是从看远区向看近区逐渐过渡的。

它主要适用于：近距离作业较多、眼睛容易疲劳，且近视度数增长过快，同时检查有近视伴内斜视的青少年；视功能检查调节过度、集合过度或单纯型内隐斜的患者；屈光参差不超过 2.00D；视功能检查有调节滞后，看近时眼睛易疲劳。

注：青少年渐进 / 双焦眼镜在佩戴过程中需要定期复查视功能
的变化情况，必要时配合视觉训练。

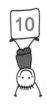

10 青少年渐进 / 双焦镜延缓近视的效果怎么样？

青少年近距离用眼时间长，看近时眼睛肌肉紧张，易引起疲劳，
导致度数增长，渐进 / 双焦眼镜在下方加入看近处方，可有效缓解
眼部疲劳。但是渐进 / 双焦眼镜不是所有人都适合佩戴，需要专业
视光医生结合视功能检查结果，给予合理的解决方案。目前大部分
研究表明，此类眼镜主要在调节过度伴内隐斜的患者中近视控制效
果好。

11 什么是减少周边远视离焦？

减少镜片周边的度数，使原本成像在视网膜后方的周边物像成
像在视网膜前或上，从而延缓近视度数增长。（详细内容见第十章）

12 软性单焦隐形眼镜适合青少年佩戴吗？
是否延缓近视度数增长？

普通的单焦软性隐形眼镜不建议青少年佩戴，和普通框架眼镜
一样，没有任何特殊功能设计，无延缓近视度数增长的作用。且软
镜易产生蛋白等镜片沉淀物，佩戴不当则会引起巨乳头性结膜炎、
角膜炎等并发症。另外，小孩子的生活自理能力较差，故临床上，
配普通软性隐形眼镜的适合年龄为 18 ~ 45 岁，无特殊需求，不建
议青少年佩戴软性单焦隐形眼镜。

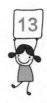

13 什么是软性双焦 / 多焦隐形眼镜？

在同一个镜片上既有矫正远视力的区域，又有矫正近视力的区
域。根据设计的方式不同，分为双焦隐形眼镜和多焦点隐形眼镜。

- **双焦隐形眼镜有两种基本设计**
  - 交互式：此种设计类似双光眼镜，上部和下部之间有明显界限。看远通过上部，看近通过下部；
  - 同时式：看远和看近两种屈光度都设计在角膜中央瞳孔区，大脑会自主选择清晰的影像。同时采用同心圆的设计方式，隐形眼镜的中央部分矫正远视力，周边部分矫正近视力，亦可相反。
- **多焦点隐形眼镜的设计**　目前用于近视控制的多焦点软性隐形眼镜有两类设计：一类是周边光度渐变的多焦点软镜，另一类是正性附加与远用光度交替的同心圆设计。

这两类隐形眼镜防控近视的作用仍需进一步研究及试验证明。

14 什么是硬性高透氧性隐形眼镜（RGP）？

硬性高透氧性隐形眼镜（RGP）被称为"会呼吸的隐形眼镜"，其最突出的优点就是具有高透氧的结构，更健康、更安全，不易引起缺氧和干眼症，也不会引起角膜内皮细胞数的改变。RGP是一种采用高透氧性硬质材料制作的角膜接触镜，其内所含的硅、氟等聚合物，能够大大增加氧气的通过量。与软性隐形眼镜相比，既提高了透氧性，又保证材料的牢固性，并且具有良好的湿润性和抗沉淀性。它对青少年真性近视和圆锥角膜的控制、矫正治疗效果经受了国内外眼科专家多年的临床验证，并得到了肯定。

15 RGP 近视矫正适应证有哪些？

RGP矫正适应证：

- 近视、远视、散光、屈光参差，其中高度近视、远视及散光可优先选择；
- 角膜瘢痕及角膜变性疾病（圆锥角膜等）所致的不规则散光者；
- 眼外伤、手术后的无晶体眼者；

- 准分子手术后或角膜移植术后屈光异常者；
- 青少年近视度数增长过快者。

16 什么是角膜塑形镜？

角膜塑形镜是一种特殊的硬性高透氧性角膜接触镜。它采用了特殊的逆几何形态设计，它中央平坦而中周边陡峭，镜片与泪液层分布不均，从而产生了流体力学效应，改变了角膜的原有形态，重新塑造了一个新的角膜形状，从而使角膜中央区域的弧度在一定程度上变平，减少了视网膜周边性离焦（视网膜周边成像在视网膜之前），所以有效地阻止眼轴增长、更好地控制近视的发展，是目前近视控制的首选方法（详见第七章）。

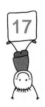

17 框架眼镜如何护理？

- **关于摘戴** 眼镜需双手摘戴，保证镜架受力均匀，避免因摘戴操作不当引起镜架变形。眼镜不戴时需放入镜盒内保存。临时摘下放于桌面时应凸面向上放置。
- **关于清洁** 可以到专业机构使用超声波清洗器清洗镜架镜片；可以用专业眼镜清洁巾擦拭并消毒眼镜；树脂片必须用专用的纤维镜布，擦拭时需注意在镜片上按同一方向切记不要打转擦拭，镜布脏了可以用水清洗；注意不可用衣角、硬布、鹿皮擦拭，以免划伤镜片。
- **关于配件更换** 长期使用出现螺丝松动、鼻托变黄变硬时，应到专业机构进行调整更换，镜片出现较重划痕时也应及时更换，保证视力清晰及成像质量。
- **关于环境** 不要在50℃以上的环境下放置眼镜，如洗澡、桑拿、阳光下的汽车内等，以免镜片的膜层损坏及眼镜的老化加速。

18 戴框架眼镜后多长时间复查?

青少年一旦形成真性近视,佩戴近视矫正眼镜后,建议每三个月复查一次,最多不超过半年。成年近视患者也需要至少每年复查一次。

度数未矫足或视觉功能异常患者,需按验配医生要求按时到院复诊。

19 度数增长多少应该换镜?

近视度数增长 0.5D 及以上应及时换镜,如仅增长 0.25D,患儿日常学习生活不受影响,可暂时不换镜,但应增加复查频率(1~3个月),并调整用眼习惯。

20 "降度镜"真可以降度吗?

近视的发生与发展是不可逆的过程,所谓"降度"也是伪命题的存在,三岁后人眼发育基本结束,大部分患者都是轴性近视,即近视发展伴随一定程度的眼轴拉长,就像身高长高不可缩短一样,眼轴伸长也是不可逆转的过程,所以近视度数也不可能"降"掉。

21 添加三棱镜的近视眼镜可以随便使用吗?

在特殊设计的镜片上加三棱镜确实有控制近视度数增长的效果,但并非适合全部近视患者,需要经过专业机构进行严格的屈光检查、视功能评估等检查,符合条件才可佩戴,不可随便使用。未在医师指导下随意使用三棱镜,不但可能未达到近视控制目的,反而可能引起人为的眼位偏斜。

（于 翠 袁明珍）

参考文献

[1] 瞿佳. 眼视光学理论和方法 (第3版)[M]. 北京：人民卫生出版社, 2018.

[2] 高富军, 尹华玲. 验光技术[M]. 北京：人民卫生出版社, 2019.

[3] 吕帆. 接触镜学 (第2版)[M]. 北京：人民卫生出版社, 2011.

[4] 王光霁. 双眼视觉学 (第2版)[M]. 北京：人民卫生出版社, 2011.

[5] 刘陇黔. 视觉训练的原理和方法[M]. 北京：人民卫生出版社, 2019.

[6] 瞿佳, 陈浩. 眼镜 (第3版)[M]. 北京：人民卫生出版社, 2017.

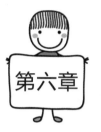

第六章 近视的日常防控

如何选择室内照明设备?

很多家长经常问"护眼灯能预防近视眼吗？"护眼灯能预防近视这一说法并没有科学的依据，其实"护眼灯"只是一个通俗叫法，现在并没有关于护眼灯的正式定义，咱们国家也没有对有护眼功能的读写台灯出台具体产品标准，护眼台灯能否预防近视也缺乏医学临床的相关证明。

其次，市场上现有的护眼灯主打的是无频闪及防蓝光。其实，很多打着无频闪称号的台灯是高频闪的。也就是说，这些灯具使用了变频电子镇流器，加快了闪烁的速度，并且超过了人眼的神经反应速度，人眼就感觉不到频闪了，但长期近距离使用高频灯具同样会影响眼部健康。另外，防蓝光并没有直接预防近视的作用，这部分内容会在本章后面介绍。

很多家长在选购台灯时，喜欢追求明亮的感觉，其实这也是一种误区，在现有的技术条件下，灯具在大幅度提高亮度的同时，反光的有害亮度也必将大幅度提高，这会对青少年的眼角膜和虹膜造成损害，并抑制视网膜感光细胞功能的发挥，从而引起视疲劳。那么家长在选购台灯时应该注意什么呢？家长在选购台灯时要特别注意查阅商品是否有正规检测机构出具的合格检测报告，是否符合读写台灯国家标准，查看产品标识是否齐全规范，查看产品是否有"CCC"安全认证标志。另外，选择的护眼灯光线应比较柔和、不刺眼，光线的亮度比较均匀。可选用真正无闪烁的 LED 灯或白炽灯，功率在 40～60W 即可。

照明灯具的摆放也有学问，不能放在让光线直接射入眼睛的地方，安装的位置也要固定。台灯一般放在书桌左前方，并距离书本60～70cm。此时，书写时不会出现手的阴影。晚上学习时除使用台灯外，室内灯最好也开着，以照顾局部照明和全面照明的对比度，如果对比度相差小，眼睛就比较舒服，不易疲劳，反之对比度相差明显时，眼睛就容易疲劳。另外，家庭照明设备要经常清扫，保持灯管清洁，用一段时间后如发现光线暗或抖动时要更换新的灯管，否则也会损害眼睛，引起视力减退。

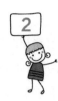

2 如何选购儿童学习桌椅？

家长在选购儿童学习桌椅时可注意以下几点：

- **避免化学及物理伤害** 尽量避免选择各种大量使用胶黏剂的合成板材，防止甲醛、苯等各种挥发性和放射性物质的慢性侵袭；材质上尽量避免钢铁玻璃等不具弹性的构件，防止儿童撞伤、夹伤、擦伤及刮伤等；质量上要选择结实稳固，做工精细，棱角经过全方位处理的产品。

- **建议选择具有可调节功能的桌椅** 孩子的身体是在不断成长发育的，过高和过低的书桌椅都将对孩子的身体发育产生不利影响，容易造成弯腰、驼背及近视等。所以最好选择可以大幅度调节高度的书桌和椅子，这样可以根据孩子的身高来调节座椅高度，从而孩子可以保持标准坐姿及书写姿势。

- **可调节角度的斜面桌也有作用** 如果孩子经常趴在桌子上写字看书，可以选用可调节角度的斜面桌来学习。斜面桌预防近视是基于"最佳视角"原理。所谓最佳视角俯角，是指人们在写字、看书、工作时使眼睛保持最轻松舒服的观看角度。一般书写时建议倾斜 10°，阅读时倾斜 10°~15°。

- **关于颜色和款式** 鲜艳的颜色及醒目的图案，容易使孩子兴奋分心，不利于静下心来读书思考。所以建议家长选择木头本色或纯色的书桌，灰白色、栗色、蓝色、浅黄色或绿色都可以，并最好选择亚光面，减少桌面反光；桌面上不要有艳丽和醒目的图案；款式上孩子喜欢更好，但更要考虑其功能是否实用，是否更有利于孩子学习。

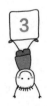

3 标准书写姿势及握笔姿势是什么样的？

正确的书写姿势第一条就是双脚必须落地，大腿与小腿成直角或略 <90°。双脚悬空或踩地不实，会将重心完全落在大腿及臀部，

压迫血管，影响血液循环，使孩子产生不舒适感，因此孩子就会不停地变换姿势，无法保持正确坐姿，在这个过程中，眼睛也需要不停地调节，明显增加视疲劳，还会分散孩子的注意力。其次要做到"三个一"（图 6-1），即眼离书本一尺远（33cm）；胸离桌子一拳远（6~7cm）；手离笔尖一寸远（3.3cm）。正确的写字姿势不仅能保证书写自如，减轻疲劳，提高书写水平，而且还能促进少年儿童身体的正常发育，预防近视、斜视、脊柱弯曲等多种疾病的发生。

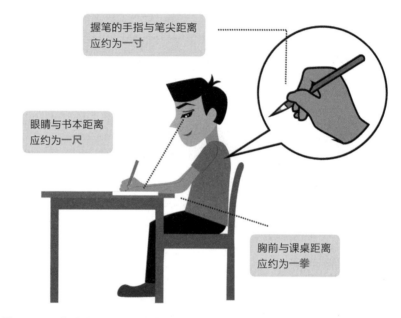

握笔的手指与笔尖距离应约为一寸

眼睛与书本距离应约为一尺

胸前与课桌距离应约为一拳

图 6-1　正常的书写及握笔姿势

正确的握笔方法应采用三指执笔法。具体要求是：右手执笔（还有一些人用左手写字）大拇指、示指、中指分别从三个方向捏住离笔尖 3cm 左右的笔杆下端。示指稍前，大拇指稍后，中指在内侧抵住笔杆，无名指和小指依次自然地放在中指的下方并向手心弯曲。

4　近距离用眼时间应该怎么掌握？

前面已经介绍过近距离用眼时间过长，会引起睫状肌痉挛，从而导致近视的发生，因此青少年需要避免长时间近距离用眼，建议读写连续用眼时间不要超过 40 分钟，每用眼 40 分钟后建议休息 10~15 分钟。引导孩子不要在走路、吃饭、卧床时看书，也不要在晃动的车厢内、光线暗弱或阳光直射等情况下看书或使用电子产品。还有医生建议采用 "20-20-20 法则"，即每近距离（写字、读书、用手机、电脑等）阅读 20 分钟，眺望 6m 以外 20 秒。做好这点就能对预防近视、控制近视产生积极的影响。

5 如何正确使用电子产品?

最近，世界卫生组织发布了有关幼儿接触电子屏幕时间的建议报告。报告建议，2 岁以下幼儿不要接触任何电子屏幕，2~5 岁儿童每天接触电子屏幕的时间不能超过 1 小时。在 2018 年 8 月中国教育部等八部门印发关于《综合防控儿童青少年近视实施方案》中也提及了有关控制电子产品使用的内容——"家长陪伴孩子时应尽量减少使用电子产品。有意识地控制孩子特别是学龄前儿童使用电子产品，非学习目的的电子产品使用单次不宜超过 15 分钟，每天累计不宜超过 1 小时，使用电子产品学习 30~40 分钟后，应休息远眺放松 10 分钟，年龄越小，连续使用电子产品的时间应越短。"

使用电子产品时应保持适当距离，一般需根据电子屏幕的大小，决定其与眼睛的距离，屏幕越大，孩子在观看使用时需要离的更远。家长可以根据以下公式，大致估计一下观看电视的距离，观看距离＝液晶电视对角线距离 ×3。例如 55 英寸电视，对角线距离为 55cm×2.54cm，最终算出的结果是 4.19m。但是很多家庭没有那么大的空间，只能尽量选择最远的距离观看。

电脑的使用距离一般建议在 60~70cm。手机的屏幕相对小，所以建议使用的距离为 40~60cm。使用电脑和手机时，建议选择绿色环保、健康的显示器，确保光线明亮，房间灯光明亮，减少电子产品对眼睛的刺激，避免强光伤害眼睛。也可以将屏幕显示器调成护眼模式，然后屏幕会变黄变暗，光线柔和一些，没有那么偏白，减少对眼睛的损害。孩子因为课业的需要等原因不得不使用电子产品时，建议尽量使用大屏幕的设备，如尽量用 iPad 或电脑代替手机的使用。电脑摆放时，屏幕要位于青少年视线的偏下方，这样可以减少使用后出现的眼干、眼涩及眼疲劳等的症状。

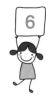

6 看投影仪是否好于观看电子屏幕？

关于投影和电视、电脑哪个更伤眼睛这个问题，不可以偏概全，这两种产品各有优缺点，并且产品的质量和人们的观看习惯也会影响它们的使用效果。显示设备影响人眼的因素主要包括亮度、对比度、环境明暗比、频闪、观看距离等。看电子屏幕造成的眼部损害，投影也同样存在。它们的优点都是相对的，投影仪主要的优点是可以相对拉大观看距离，减少电子屏幕的直接蓝光损害，但投影仪的对比度受环境光影响非常大，如果你在白天或者环境光充足的地方看投影仪，文字的对比度就会降低，也会造成明显的视疲劳。所以，无论使用哪种产品，如果不注意环境亮度、观看时间和观看距离，都会对眼睛造成伤害，容易引起或加重近视。

7 能够保持眼部健康的睡眠时间是多少？

目前，中学生的学习负担较重，半数以上的学生不能保证充足的睡眠，这与中学生近视眼发病率的增高有很大关系。为了更有效地预防近视眼，2018 年 8 月中国教育部等八部门印发关于《综合防控儿童青少年近视实施方案》中提及：保障孩子睡眠时间，尽量确保小学生每天睡眠 10 小时、初中生 9 小时、高中生 8 小时。

8 近视儿童应该养成什么样的饮食习惯？

预防和延缓青少年近视，应保障青少年营养，注意饮食均衡。最好着重补充和近视眼的发生有密切关系的重要营养物质，包括蛋白质、维生素 A、维生素 B_1、维生素 B_2、维生素 B_3、维生素 C、钙质，还有微量元素锌和铜、维生素 D 和微量元素铬。补充的方式是多吃一些富含这些营养物质的食物，并且使用合理的烹调方法，如多吃鱼类、水果、绿色蔬菜等有益于视力健康的营养膳食；另外，建议青少年要多吃些粗面、糙米，不吃糖果，限制高脂肪的摄入。

9 近视孩子需要长期口服微量元素吗？

为了更好地防止儿童近视及近视度数增大，建议家长应主要在日常膳食中为儿童补充维生素、钙、锌等微量元素。尽量让青少年养成不挑食、不偏食的饮食习惯。如果孩子体内真正缺乏一种或多种微量元素，且近视度数增长过快，建议口服补充微量元素并定期检测；还可以根据高度近视易感基因的检测结果决定是否需要长期口服某种微量元素来延缓近视度数增长。

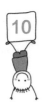

10 防蓝光眼镜能够防控近视吗？

人们都知道，蓝光会伤害人的眼睛，长时间的面对手机或者电脑等电子产品，会造成眼睛疲劳、干涩，甚至损坏眼底黄斑区，从而导致视力下降。很多家长为了保护孩子的视力，就想给孩子配一副防蓝光眼镜，因此防蓝光眼镜现在非常受欢迎（图6-2）。

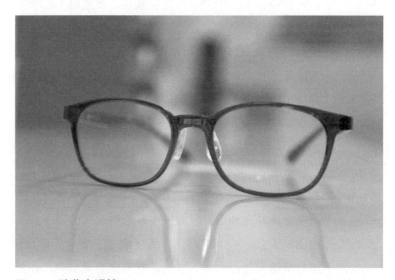

图 6-2　防蓝光眼镜

蓝光是可见光中能量比较高的部分，长时间接触蓝光确实会影响视力。防蓝光眼镜也确实可以阻挡有害蓝光，但是这主要是针对过度接触电子产品的人来说的。蓝光和紫外线类似，每天正常接触，其实并不会对眼睛造成伤害。甚至有研究表明，某些波段的蓝光可以预防近视的出现，但是如果过度接触蓝光，或者眼睛本身有黄斑问题的话，那么会导致一些眼部疾病。

因此，眼睛近视的形成和蓝光并没有直接关系，主要的原因还是不能掌握电子产品的使用时间和距离。

11 多大的孩子能戴防蓝光眼镜？什么时候佩戴？

防蓝光眼镜并不适用于每个人，一般只适合于长时间使用电子产品的人，如果青少年接触电子产品的时间超过 6 个小时，可以考虑佩戴。对于年幼的儿童，因为电子屏幕的使用时间很短，正常无须佩戴防蓝光眼镜。

青少年仅需要在长时间使用电子设备时使用防蓝光眼镜，其他时间及户外活动不建议佩戴，因为有研究表明可见光中的蓝光有预防近视的作用。

12 什么样的运动能够防控近视？

为了预防和延缓近视度数增长，建议青少年可以经常做一些小球类运动或登山运动。

乒乓球、羽毛球等小球类运动，双眼以球为目标，双眼会随着球的运动不停地远近调节，锻炼睫状肌松弛和收缩，从而可以改善睫状肌的紧张状态；运动时，还可以不断活动眼外肌，促进眼球组织的血液循环，消除眼睛疲劳。

登山本身是一项有益于全身心健康的运动，它对眼睛也有益处。在山野之中，特别是在山顶，可以眺望远处，从而帮助眼睛放松休息。同时，登山增加了户外活动的时间和光照时间，可以有效预防近视和延缓近视度数增大。

近视的患者可以通过运动来防控近视，但已是高度近视的青少年需要特别注意。打篮球、跳高、踢足球、赛跑、跳水、蹦极、蹦迪、拳击等剧烈运动不适合高度近视患者，可能会诱发视网膜脱离等眼底疾病。建议这类患者选择轻柔的运动，如散步、太极拳、慢跑等。

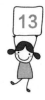

13 户外活动为什么能够防控近视？建议户外活动时间是多少？

事实上，户外活动预防近视的关键，与具体活动形式无关，而是要求足够的户外自然光下的暴露时间，户外活动防控近视原因可能有四个。首先，户外光线会比室内强烈 100~1000 倍，户外明亮的光线可以刺激视网膜释放多巴胺，多巴胺能有效降低眼轴增长，从而防止及延缓近视度数增长；其次，孩子在户外运动时，比起在室内视野开阔，能无限望远，这样能够有效调节睫状肌，缓解视疲劳；再次，在户外能让眼球接受更多的自然光线和适当的紫外线照射，户外瞳孔变小可以使成像更加清晰；最后，对眼睛来说，钙是非常重要的物质，缺钙则易使眼球壁的弹性和表面张力减弱，在近距离用眼或在低头状态下，易使眼轴拉长进而发展成近视。户外则可以促使人体分泌更多的维生素 D，增强孩子对钙吸收。

因此，我们建议青少年每日坚持户外运动至少 2 个小时。当然，户外活动时间可以累计，不是一定要持续活动 2 个小时，但要保证一天累积 2 个小时。在 2018 年 8 月中国教育部等八部门印发关于《综合防控儿童青少年近视实施方案》中也提到，青少年每日家庭户外活动至少 1 个小时，校内户外活动也至少 1 个小时（图 6-3）。

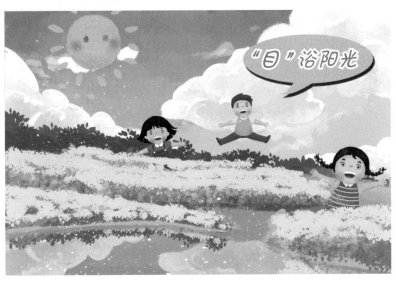

图 6-3 "目"浴阳光，防控近视

 14 近视防控最有效的方法是什么？

目前市场上宣称控制近视度数发展的方法有很多，但仅有四种方法被医学界证实且国际公认有效。

近视防控的一线方法为：

- **使用低浓度阿托品滴眼液**　根据国外多年临床研究发现，长期使用低浓度阿托品滴眼液，可以有效阻止近视发展，其控制率约为 59%。0.01% 阿托品不良反应的发生率极低，长期使用较为安全，耐受性较好，仅有极少数儿童会出现看近模糊、眼红等不良反应（详见第八章）。
- **佩戴角膜塑形镜**　角膜塑形镜是一种特殊的隐形眼镜，只需晚上佩戴角膜塑形镜，次日早上取下，白天不用戴眼镜就可以满足用眼需要，而且可以减缓近视发展，其控制率约为 45%（详见第七章）。

67

近视防控的二线方法为：

- **双焦或多焦软性隐形眼镜——中心视远** 国外很多研究显示，特殊的双焦或多焦软性隐形眼镜可有效延缓近视度数增长，仍在进一步临床观察中。

- **每天 2 个小时以上阳光下户外运动** 如前所述，沐浴在阳光下，对于预防和抑制近视很重要。

（胡　兰　徐　玲）

参考文献

[1] 杨培增, 范先群. 眼科学[M]. 北京: 人民卫生出版社, 2018.

[2] 教育部, 国家卫生健康委员会, 国家体育总局, 等. 综合防控儿童青少年近视实施方案[J]. 中国学校卫生, 2018, 39(9): 7-8.

[3] 张晓. "护眼灯" 真的能够保护眼睛吗[J]. 中国防伪报道, 2016(03): 108-114.

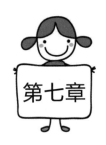

第七章 角膜塑形镜

什么是角膜塑形镜？

角膜塑形镜（图 7-1）是一种逆几何设计制作的高透氧硬性隐形眼镜，其采用透气性硬质角膜接触镜材料，可以通过改变角膜的几何形态来消除眼睛的屈光不正，并提高裸眼视力。

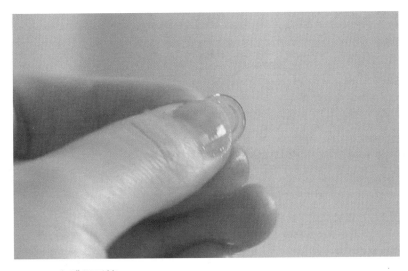

图 7-1 **角膜塑形镜**

角膜塑形镜的作用原理是什么？

一般来说，硬性的东西可以通过挤压作用，让软性的东西变形。眼角膜就比较软质，角膜塑形镜相对角膜属于硬质的。所以，戴镜过程中角膜塑形镜就会逐渐通过物理方法使角膜发生形态改变，这就是角膜塑形镜的原理。

角膜塑形镜仅需晚上睡觉时佩戴，通过睡眠时眼睑压力和泪液流体力学作用，逐步使中央角膜弯曲度变平坦、周边角膜弯曲度变陡峭，从而使白天摘镜后获得一整天的清晰视力（图 7-2）。

此外，角膜塑形镜可以通过形成中周部视网膜近视性离焦成像原理，延缓眼轴的增长，控制、延缓近视发展（图 7-3）。

71

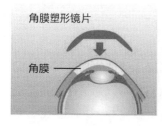 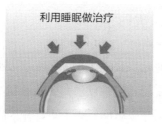 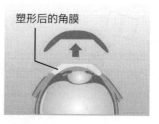

图 7-2　角膜塑形镜的"塑形"作用

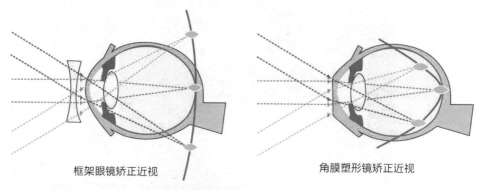

框架眼镜矫正近视　　　　　　　　角膜塑形镜矫正近视

图 7-3　普通框镜与角膜塑形镜的近视矫正原理

注：框架眼镜视网膜成像只有中央区域清晰，而旁边成像在视网膜后面，从而导致眼轴增长，难以延缓近视度数继续增长。佩戴角膜塑形镜后，角膜变扁平、事物成像不但视网膜中央清晰，而且旁边也清晰。眼轴不再额外地持续性增长，能够有效延缓近视度数增大。

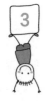

3　角膜塑形镜的发展史是什么？

- **早期角膜塑形镜**　诞生于 20 世纪 60 年代，George Jessen 首次尝试，但未能得到临床推广，其主要原因是当时使用的是 PMMA 材料，透气性差，佩戴时间不能很长，只能在白天短时间佩戴，矫正范围最多为 1.5D，且效果难以预测。
- **中期角膜塑形镜**　Stoyan 等人发明了"反转几何"第二代塑形镜，它采用三区设计，镜片的基弧较中央角膜平坦 1.5～4.0D，但第二弧反转弧却较陡，这种镜片较专业的设计居中性有很大改善，也大大缩短了治疗时间，但这种设计的镜片塑形效果无法预测。

• **现代角膜塑形镜**　20 世纪 90 年代，随着科学技术的发展、高透氧材料的开发，现代角膜塑形镜采用四弧区反转几何设计，由于增加了配适弧的设计，使镜片的定位更稳定、近视的降幅更大。

4　角膜塑形镜和软性隐形眼镜有什么不同？

角膜塑形镜和软性隐形眼镜的区别见表 7-1。

表 7-1　**角膜塑形镜和软性隐形眼镜区别**

类别	角膜塑形镜	软性隐形眼镜
镜片材质	硬质高透氧材料	软性水凝胶或硅水凝胶
镜片大小	直径小	直径大
镜片设计	特殊逆几何设计	无逆几何设计
适用人群	8 岁以上	建议 18 岁以上
佩戴方式	夜间睡眠佩戴	日间佩戴
近视控制	有	无
角膜形态	塑形期暂时改变角膜形态，停戴后角膜形态可恢复原状	不改变角膜形态
安全性	高	低
舒适度	初戴异物感强	异物感小

5　角膜塑形镜的适应人群有哪些？

• 应均为近视和规则散光患者，并符合以下基本情况：①近视可矫正范围 -0.25 ~ -6.0D，以低于 -4.0D 为理想矫治范围。-6.0D 以上近视患者的验配，需由有经验医师酌情考虑处方；②角膜性散光 <1.50D，顺规性散光者相对合适。散光 1.50D 以上的患者验配，需由有经验医师酌情考虑处方；③角膜曲率在 41.00 ~ 46.00D。角膜曲率过平或过陡需由有经验的医师酌情考虑处方；④角膜形态从中央到周边逐渐平

坦，且"e"值较大者相对合适；⑤正常大小瞳孔。

- 能够理解角膜塑形镜的作用机制和实际效果，并有非常好的依从性，能依照医嘱按时复查并按时更换镜片的患者。
- 可适合于近视度数发展较快的少年儿童，但未成年儿童需要有家长监护，并确定具备镜片佩戴应有的自理能力。年龄过小（<8岁）儿童如有特殊需求，由医师酌情考虑并增加对安全的监控。

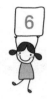

6 什么人不适宜佩戴角膜塑形镜？

- 眼部或全身性疾患，患有接触镜佩戴禁忌证者。
- 无法理解角膜塑形镜矫治近视的局限和可逆性者。
- 屈光度数和角膜状态不符合适应证中的①~④；同时期望值过高，超出角膜塑形镜的治疗范围者。
- 敏感度过高的患者。
- 依从性差，不能按时复查，不能按照医嘱认真护理清洁镜片和更换镜片者。

7 验配角膜塑形镜的流程是什么？

　　规范的验配程序是保证角膜塑形镜验配过程有效和安全的前提，程序的所有步骤都是成功验配角膜塑形镜的关键环节。验配角膜塑形镜大概需要2~4个小时，最好提前预约。医生先用仪器检查患者眼部各项参数，之后医生进行医学检查及度数测试，然后和患者交流讨论，选择镜片品牌后试戴评估，最后根据检查结果再次和患者沟通，签订知情同意书，确定处方后定片。定片周期根据品牌不同需要1~4周。镜片做好后，电话通知患者来医院取镜，同时进行佩戴宣教指导，并预约下次复查时间（图7-4）。

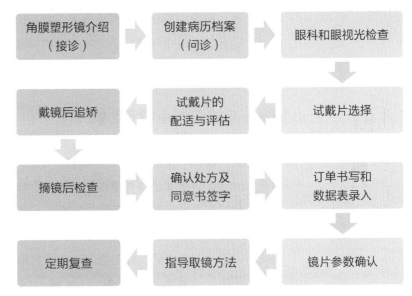

图 7-4 **角膜塑形镜验配流程图**

戴镜前、后，个人应该注意哪些问题？

　　角膜塑形镜可有效帮助青少年近视患者延缓度数增长，但任何事物都需要考虑两面性。角膜塑形镜在临床上主要针对年龄较小的患者，因其属于硬性隐形眼镜中的一种，所以需要注意许多问题，把安全性放在第一位。

- **个人卫生问题** 患者及家长首先应该把卫生放在第一位，做到勤洗手，可以选择无香味的医用皂液；勤剪指甲，避免指甲过长划伤镜片；保持吸棒每 3 个月更换一次，镜盒每 1 个月更换一次，以免滋生细菌。
- **镜片护理问题** 应按照医生指导将镜片冲洗干净后戴镜；定时除蛋白，以免蛋白残留滋生细菌引起眼部炎症。当镜片在家清理有不当的地方应及时到医院处理。
- **戴镜问题** 每次戴镜后确认镜片是否在角膜中心，是否存在偏位问题；戴镜后是否存在有气泡问题，此时应当摘镜，重新护理，重新佩戴。

- **睡姿问题** 戴镜后应当注意孩子睡姿，避免长时间偏向一侧睡眠，造成镜片偏位问题；避免脸朝下趴着睡觉，以免压到镜片；避免让孩揉眼睛，以免造成镜片丢失。

9 什么情况下应该停戴角膜塑形镜？

- 患者感冒、发烧、拉肚子及其他身体抵抗力下降的时候需要停戴，因为此时患者的身体免疫力低下，很容易引起角膜发炎等其他眼部炎症出现，从而影响视觉。
- 有些患者存在过敏性体质，如过敏性鼻炎，到春秋时节，遇到花粉、粉尘引起发病，此时患者存在的过敏性结膜炎会急性起病，应当停戴。
- 患者如果出现眼红、眼痛、流泪、畏光、分泌物增多等异常情况，也应该立即停戴。
- 镜片如果出现严重划痕、裂口，清除蛋白之后仍存在大面积沉淀应及时停戴。

患者存在其他需长期服药的身体疾病不建议佩戴。

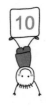

10 镜片如何保养、清洁？

摘、戴角膜塑形镜之前，要彻底洗净双手，接触镜片前要用肥皂仔细清洗双手，并用自来水（流水）冲净泡沫，自然晾干或者用干净的纸巾擦干。

每天摘镜后、戴镜前，需要先清洗镜片。清洗方法如下：需要镜片放在左手心，滴 4～6 滴护理液，右手示指放射状轻揉镜片 20～30 下，然后用凉开水（或生理盐水）冲洗镜片约 5 秒钟，将镜片上的护理液清洗干净后再戴入眼内，冲洗的时候一定要用盆接，以免镜片被水冲走。

"蛋白沉淀"会影响镜片的透氧性、镜片寿命，佩戴者自觉异物感加重或偶感不适。所以，硬镜使用者建议每周使用一次除蛋白护理液进行护理。

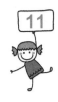

11 角膜塑形镜每天需要戴多长时间?

　　角膜塑形镜的原理属于物理作用,只有当患者佩戴时才能起到塑形的作用,如果停戴、佩戴时间不足,难以起到恢复裸眼视力、控制近视增长的目的。临床上长期研究表明,患者每晚最少佩戴 6 个小时,最长不超过 12 个小时,最佳佩戴时间 8~10 个小时。此时可以形成理想的离焦环,达到控制近视的效果。

12 佩戴多长时间复查一次?

　　角膜塑形镜不单单是一副镜片,它还属于医疗产品。因此,佩戴者还需要定期到医院复查,让医生来评估戴镜后患者的眼部健康状态、视力变化,以及镜片配适的评估。

　　一般要求患者戴镜第 2 天来院复查,此时要求患者晨起在家不摘镜片到院复查,需要检查项目如下:片上验光、染色评估、摘镜后视力检查、佩戴一夜后角膜地形的形态评估,以及角膜状态的检查。

　　余下在连续戴镜后的 1 周、2 周、1 个月来院检查。此时,需检查患者的裸眼视力、角膜地形图、眼部健康状态。此后半年之内需患者每个月到院复查;半年之后每 2~3 个月到院复查。

　　当然,出现眼红、眼痛、流泪、畏光、分泌物增多等异常情况,则需要立即到院复查。

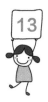

13 角膜塑形镜有什么优点?

　　角膜塑形镜操作简单、使用方便。患者只需睡眠佩戴,短期内视力即可提高,无须佩戴框架眼镜。此外,它采用逆几何形态设计,能够有效地阻止近视的发展,被誉为"睡觉就能控制和矫治近视的技术"。因此,角膜塑形镜可以满足某些有体检需求的特殊职业(如运动员、潜水员、飞行员、演员、学生、军人等)对远视力的要求。

14 角膜塑形镜与手术治疗方法有何差异?

角膜塑形镜与手术治疗方法的差异见表 7-2。

表 7-2　**角膜塑形镜与手术治疗方法差异**

类　型	角膜塑形镜	手术治疗
主要适用人群	18 岁以下的青少年	18 岁以上（度数稳定）
治疗目的	控制、延缓近视进展、日间有清晰视力（塑形期）	摘镜、获得良好视觉质量
屈光状态	暂时改变，可逆	永久改变、不可逆
眼部生理结构	不改变	改变

15 佩戴角膜塑形镜需要继续佩戴框架眼镜吗?

角膜塑形镜是一种非手术可逆性屈光矫正方法，大部分在安全矫正范围内的患者可通过夜间戴角膜塑形镜，日间摘镜后都可以达到一整天的清晰视力，不需要再戴框架镜。

佩戴角膜塑形镜后角膜中央区平坦化，中央角膜上皮细胞向中周部移行，中央区角膜厚度变薄，而中周部角膜增厚。由于角膜中央上皮层细胞厚度一定，移行的角膜上皮细胞也是一定的。所以，近视矫治范围有局限。对于近视度数过高或角膜曲率过平的患者，为了达到控制、延缓近视度数增长和眼轴增长的目的，把近视降幅设定在安全范围内，残余的近视度数则佩戴框架眼镜联合治疗，文献观察同样能达到良好的近视控制效果。

16 摘镜时应该注意些什么?

摘镜前，须剪短指甲用中性肥皂或者洗手皂液清洗双手并冲洗干净，避免指甲划伤镜片及细菌残留。

摘镜前一定先滴舒润液，充分眨眼，待镜片活动后才可摘镜，切勿直接摘镜。因为佩戴一晚上角膜接触镜，镜片与角膜贴合度会很高，泪液少，直接摘镜给眼球过大的吸力可能会导致角膜擦伤，引起角膜粗糙等问题。

用吸棒摘取镜片时，建议吸棒不要垂直于镜片中央，可以在偏下方处或者镜片边缘处更易将镜片摘下。

在角膜塑形镜佩戴过程中，角膜上的镜片移位到结膜部位的情况很少发生，但是初戴者或未按正确方法佩戴和摘取时偶尔会出现镜片移位，此时不用慌张，可拉开上下睑寻找发现镜片后眼睛注视与镜片位置相反的方向，利用眼睑阻止镜片滑动，然后眼睛逐渐向正前方转动，促使镜片回到角膜上。如果镜片吸附在结膜上不能移动，利用上述方法不能使其复位，切记不可将塑形镜用指甲取下，也是让眼睛往镜片所处位置的相反方向转动，使镜片暴露出来后用吸棒摘取。

摘镜后镜片附在吸棒上不可直接垂直拨取，应顺着吸棒的弧度慢慢将镜片取下，避免用力过大造成镜片损坏。

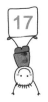

17 角膜塑形镜的价格是多少?

角膜塑形镜在临床上的价位根据选择的标准不同，价位也是不同。镜片可分为国产和进口，进口的有美国、韩国、荷兰、日本。一般国产价位在 5 000 元左右，进口镜片在 8 000～15 000 元。国产与进口镜片的主要区别在于镜片的透氧系数及车房加工的不同，这种区别会使佩戴者有不同的舒适度。针对不同的患者、不同的角膜形态，根据检查结果，会适合不同的角膜塑形镜的品牌。

年龄较小的孩子因为眼部比较敏感，在验配时建议选择透氧性高、舒适性好的镜片，这样安全系数更高。度数过高的佩戴者，在塑形的过程中，角膜需要承受的压力过大，也建议选择进口镜片。

此外，有一些患者散光度数偏大，由于角膜形态的不规整会导致佩戴角膜塑形镜出现偏位，这是选择环曲面角膜塑形镜，能够保证佩戴后镜片定位的稳定性。

18 角膜塑形镜的使用寿命有多长?

角膜塑形镜的寿命和镜片使用效果、眼部健康情况、镜片护理情况都有关系。

如果角膜塑形镜超期服役,可能会因为材料本身的老化、变形和镜片护理磨损而导致各种问题的出现,例如:镜片的透氧性下降、眼睛异物感增加、塑形效果差等现象。所以,临床复查时都需要检查镜片的清洗情况和划痕情况,判定是否需要更换镜片。临床上,建议一年到一年半开始更换,国家规定最多 20 个月需要更换一次镜片。

19 角膜塑形镜的护理液是否和软性隐形眼镜一样?

角膜塑形镜与软性隐形眼镜的材质与结构都是不同的,所使用的护理液也不同。常见的隐形眼镜护理液是软性接触镜专用,是不能用来清洗和保存角膜塑形镜的。角膜塑形镜需要使用专业的护理液护理,包含清除蛋白功能在内的多功能护理液。如果不对角膜塑形镜进行正确护理,可能会影响角膜塑形镜使用效果和佩戴者眼部健康,还会缩短镜片的使用寿命。

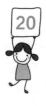

20 佩戴角膜塑形镜是否影响将来做近视激光手术?

佩戴角膜塑形镜和将来做近视激光手术是不发生冲突的。角膜塑形镜的塑形效果是可逆的,如果长时间停戴,角膜形态也会逐渐恢复正常。一般要求停止佩戴角膜塑形镜至少 3 个月,角膜形态完全恢复或多次观察角膜形态很稳定,之后才能进行激光手术的全面检查。检查结果评估通过,就可以安全地做近视激光手术。

（安　阳　徐　丹）

参考文献

[1] 中华医学会眼科学分会眼视光学组. 硬性透气性接触镜临床验配专家共识 (2012年)[J]. 中华眼科杂志, 2012, 48(5): 467-469.

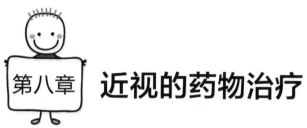

第八章 近视的药物治疗

吃药可以不戴镜或摘镜吗?

眼镜是光学矫正方法,药物是不能替代的,在正确戴镜的前提下可以辅助一些对症的药物治疗,但是要知道真性近视是不可逆的,药物也不能改变已有的近视程度。因此,眼镜是不可替代的。

 常见的近视防控药物种类有哪些?

近年来,关于近视防控的药物研究多集中在阿托品、后马托品、山莨菪碱、哌仑西平、7-甲基黄嘌呤、盐酸环喷托酯等药物。其中以对阿托品的研究为最多、最深入。阿托品对于近视的控制效果已得到国际公认,但是在具体应用中仍有一些问题值得观察和探讨。

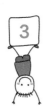 **阿托品近视防控的原理是什么?**

近视的发生是多因素的作用结果,关于病因还是多学说研究中,其中认为近视的发生是由离焦学说引起的研究比较多。外界光线成像聚焦在视网膜之前称为近视性离焦,聚焦在视网膜之后称为远视性离焦。研究表明,周边视网膜呈相对远视状态者比呈相对近视状态者更易发展成为近视。理论上,周边视网膜的远视性离焦会刺激眼球增长,眼轴的增长使近视度数增加。有研究认为,M胆碱能受体拮抗剂可以通过阻断眼轴增长控制近视的发展,具体机制尚未完全明确。

- 假说之一:是通过调节机制,会使眼轴短暂增长,但长时间的调节会使虹膜失去弹性,眼轴增长固定并且延长,故有学者认为阿托品是由抑制调节达到治疗效果的。
- 假说之二:是通过巩膜机制。有研究认为,阿托品是通过调节巩膜上内源性 bFGF 的表达,引起虹膜胶原交联增加,从而抑制近视的形成。总之,阿托品的近视防控作用在实际临床观察中已经得到证实,但是真正的作用原理机制还需要更多的研究来明确，相信随着更多更深入的研究，我们可以更好地利用它来帮助我们。

4 不同浓度的阿托品近视防控的效果及不良反应是什么？

阿托品根据浓度不同分为高浓度和低浓度两种类型，两类浓度之间没有绝对界限。一般认为，0.1% 及以上是高浓度，0.01% 是目前研究的最低浓度。阿托品的近视防控效果与浓度呈正相关，浓度越高控制效果越好。但是，阿托品的不良反应也与浓度正相关，浓度越高带来的瞳孔散大、畏光、视近物不清等现象越明显，持续时间也越长。这也在很长一段时间内制约了阿托品的临床使用。近年来，关于低浓度阿托品的研究越来越多，主要集中在 0.01%、0.025% 和 0.05% 这几个浓度，在一些临床观察中发现低浓度的阿托品，特别是 0.01% 的浓度没有带来明显的不良反应，临床使用的接受度比较良好。

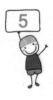

5 低浓度阿托品的使用方法及使用时间是什么？

目前低浓度阿托品推荐每晚睡前点眼一次，一次 1 滴，推荐至少连续使用 1 年，目前临床观察最长连续使用 3 年，但长期使用仍需要进一步观察疗效及安全性指标。

6 如何购买低浓度阿托品？

目前我国大陆还没有已上市的低浓度阿托品滴眼液，但在很多医院内，低浓度阿托品滴眼液已经可以作为院内制剂销售，您可以向附近的眼科医院或门诊咨询。您也可以选择从台湾省或新加坡代购低浓度阿托品滴眼液。

7 药房缓解视疲劳的非处方药物能够长期使用吗？

通常药物使用期限取决于药物的临床效果和不良反应之间的平衡关系，仅用于缓解视疲劳的药物，推荐按症状、按需求间断使用，有些药物的成分和防腐剂长期使用会对眼表造成一定的损害；另外，开启的眼药水分为每日的单剂量包装和多剂量包装，单剂量的开启后一天有效，不要多日使用同一支药水。多剂量的开启后 1 个月有效，还要注意保存温度和条件。所以，药物使用 1 个月以上仍不能改善症状的一定要进一步到专科医院检查。更好更安全地缓解视疲劳的方法是分析视疲劳的原因，改善用眼习惯，同时可根据具体情况采取一些物理疗法，该疗法优于药物疗法。

8 儿童滴眼液选择的注意事项有哪些？

儿童的药物临床试验要求非常严格，因此明确适合儿童使用的药物并不多。儿童在选择滴眼液时更应该到专科医院检查后按医生推荐进行选择。推荐使用不含防腐剂的单剂量包装，使用前仔细阅读使用说明书，咨询相关的专业医生药师等。

9 叶黄素对近视防控有作用吗？

叶黄素是目前比较公认的对眼睛非常重要的一个营养素，主要是以叶黄素酯的形式存在于眼内，集中存在眼的黄斑部位，当然在晶状体、睫状肌当中也有少量分布。叶黄素的主要作用体现在它的抗氧化及光保护作用两方面，能够营养眼底的视锥及视杆细胞，起到增强视力的目的，同时它能够抑制眼底动脉硬化以及预防蓝光对黄斑区的损伤，它可以直接吸收蓝光。大家都知道蓝光对视网膜有一定的损害，因为有叶黄素的存在，大部分蓝光就可以被吸收掉了，可以说叶黄素是相当于人体的滤光镜，起到抑制黄斑变性的作用。叶黄素除了有过滤蓝光的作用，还可以把眼内代谢的一些废物结合在一起，通过血液运输到眼外，所以说它对改善眼内代谢有很大的帮助。

叶黄素对儿童近视的防治没有直接的作用，不过，适当补充叶黄素可缓解眼部疲劳。另外，在儿童发育过程当中保护黄斑是非常重要的，特别是越来越多的儿童暴露在电子产品蓝光的影响下，所以说给儿童补充叶黄素，对孩子的视觉发育有很大的帮助。

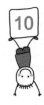

10 多大儿童可服用叶黄素？如何使用？

叶黄素是视网膜黄斑区的重要组成成分，无法在人体中合成，必须通过饮食来补充。因此严格意义上来说，能够进行正常饮食的儿童都可以摄入，特别是饮食习惯不均衡的，比较挑食的儿童更应该补充。儿童和成人的叶黄素的摄入量要求是不同的，建议选择儿童专用的叶黄素，要求以不含糖的为更好。一般儿童服用剂量每日不超过 12mg，3~6 岁减半，2 个月为 1 个疗程，可以连续或间断服用 2~3 个疗程，特殊情况可根据医生的医嘱执行。

11 中医药如何治疗？

祖国传统医药在近视防控方面也有一定的作用，详细内容请见第十章。

（林　静　李　杰）

参考文献

[1] Sankaridurg, Padmaja, et al. Controlling Progression of Myopia: Optical and Pharmaceutical Strategies. Asia Pacific Journal of Ophthalmology, 2018, 7(6): 405-414.

[2] 杨静, 蒋文君, 吴建峰, 等. 近视发生过程中视网膜脉络膜厚度变化及其相关因素的研究进展[J]. 眼科新进展, 2018, 38(4): 393-395, 400.

[3] 许瑶, 曾骏文. 近视眼药物治疗研究进展[J]. 眼科新进展, 2013, 33(7): 691-693.

[4] 刘建国, 李玉海, 艾雅青. 不同浓度阿托品药液控制近视发展的效果对比[J]. 中国药业, 2015, 15(1): 122-123.

第九章　周边离焦镜

1 什么是近视周边远视离焦？

普通近视镜片矫正近视的时候，由于只针对中心视力进行最清晰矫正，加上镜片设计本身是中心光度以外区域度数逐步增加或不规则增加，佩戴后，注视5m以外的物体时，当光线进入眼球，其中心焦点位于视网膜上，保证了视力清晰，但其周边视网膜接受的物像则不是正好在视网膜上，而是成像在视网膜后，形成周边的远视性离焦。远视性离焦，是目前研究所认可的引起近视形成和加深的主要原因之一。

2 近视周边远视离焦为什么引起近视度数增长过快？

如图9-1所示，近视周边远视离焦状态使周边物像成像在视网膜后，眼睛为了看清楚，会刺激视网膜产生自我调节向后伸长，导致眼轴的过快增长，近视进一步加深，而眼轴每增长1mm，近视度数会增加300度，因此可以通过减少周边远视离焦，控制近视发展。

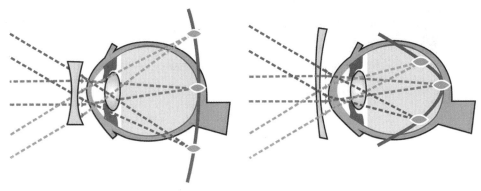

图9-1 周边离焦镜设计原理

注：左图：普通近视矫正镜矫正后引起的周边视网膜远视性离焦示意图；右图：离焦设计镜片引起的周边视网膜近视性离焦示意图。近视性离焦可以延缓近视度数增长。

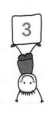

3 周边离焦镜的设计原理是什么？

　　周边离焦镜片的设计是通过反向的度数原理，让中心视野以外的镜片度数比中心区域更低，让物像投射到周边视网膜上，或者视网膜前方，起到减少远视性离焦出现的可能，从而阻断远视性离焦导致的近视加深，从而延缓眼轴和近视的进一步进展（图 9-1）。

4 周边离焦镜的适应证是什么？

- 6～16 岁儿童及青少年。
- 父母双方均有近视且有高度近视遗传倾向的儿童及青少年。
- 佩戴普通单焦点镜片、度数增长较快的青少年。
- 调节能力异常屈光度增加较快的青少年。
- 生理性眼轴增长过快引起度数增长过快的青少年。
- 单眼最佳矫正视力达到 1.0 及以上的青少年。
- 经基因检测患高度近视风险较高的儿童及青少年。

5 周边离焦镜的验配步骤是什么？在常规基础上的特殊验配步骤是什么？

　　周边离焦镜有框架和隐形眼镜两种。
- 框架周边离焦镜的验配
  - 视力检查：裸眼、矫正视力，自镜视力和度数。
  - 眼位及眼球运动检查：角膜映光、遮盖试验、眼球运动。
  - 眼健康检查、裂隙灯及眼底镜检查。
  - 验光检查（最好视力）、主导眼测定、单双眼瞳距、单眼瞳高测量。
  - 视功能检查、眼轴测量。
  - 特殊验配步骤：
- 单眼瞳高、单双眼瞳距。

- 镜架调校：前倾角、镜眼距及镜面角。
- 隐形周边离焦镜的验配：在框架验配的基础上，增加以下项目：
  - 泪膜测试：评估眼睛泪液状况。
  - 角膜地形图检查：全方位立体分析角膜曲率高低情况，排除圆锥角膜。

 6 周边离焦镜的日常如何护理？

日常护理同常规眼镜（详见第五章"17 框架眼镜如何护理？"）
注：
- 如镜片磨损严重，应立即到医院咨询是否还可继续佩戴或是否需要更换镜片，以免影响视觉质量，导致镜片功能下降。
- 如镜架变形，应即刻维修调整，以免继续佩戴带来的舒适感和视觉质量的下降，及镜片功能的下降。

 7 是否需要全天佩戴？

需要全天佩戴。佩戴周边离焦镜可以让眼睛长期处于周边离焦的状态，从而有效控制青少年的眼轴过快增长和近视加深。

 8 初期戴镜不适怎么办？

- 重新确认眼屈光度。
- 检查镜架是否变形或佩戴位置是否准确，如有变形可进行镜架的调整，如佩戴位置不对可遵医嘱改变佩戴位置。
- 检查是否因视功能异常引起佩戴不适，如视功能异常可遵医嘱做视觉训练。
- 如属于初次佩戴度数较高者，可逐渐增加佩戴时间直至完全适应后全天佩戴。

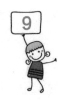

9 周边离焦镜延缓近视的作用是什么?

视网膜向着光学离焦方向发展,也就是远视离焦(成像在视网膜后)会促进眼轴向后延长;而近视周边离焦(成像在视网膜前)能够有效延缓眼轴延长,从而有效减缓近视度数的增长,但前提是符合佩戴离焦镜片的适应证。因此,青少年配镜应选择专业机构,经科学检查后,选择适合自己的防控方式。

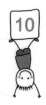

10 周边离焦镜有副作用吗?

在医学验光的指导下,周边离焦镜片在近视防控中起了积极的作用,可以消除近视周边远视离焦所导致的眼轴过快延长,近视度数过快增长的现象,此镜片无不良反应。验配周边离焦镜需要测量个性化验配参数,同时对镜架大小的选择有要求。

(于 翠 袁明珍)

参考文献

[1] 瞿佳. 眼视光理论和方法 (第3版)[M]. 北京: 人民卫生出版社, 2018.

[2] 高富军, 尹华玲. 验光技术[M]. 北京: 人民卫生出版社, 2012.

[3] 吕帆. 接触镜学 (第2版)[M]. 北京: 人民卫生出版社, 2011.

[4] 王光霁. 双眼视觉学 (第2版)[M]. 北京: 人民卫生出版社, 2011.

[5] 刘陇黔. 视觉训练的原理和方法[M]. 北京: 人民卫生出版社, 2011.

[6] 瞿佳, 陈浩. 眼镜学 (第3版)[M]. 北京: 人民卫生出版社, 2017.

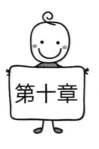

第十章 近视的中西医结合疗法

1 常见的近视防控中医疗法及其作用机制是什么？

《诸病源候论·目病诸候》中谓："劳伤腑脏，肝气不足，兼受风邪，使精华之气衰弱，故不能远视。"在《审视瑶函·内障》中认为本病为："肝经不足肾经病，光华眍尺视模糊"及"阳不足，阴有余，病于火少者也。"中医将近视的病因病机结合临床归纳如下：

- 心阳衰弱，阳虚阴盛，目中神光不能发越于远处。
- 过用目力，耗气伤血，以致目中神光不能发越于远处。
- 肝肾两虚，禀赋不足，神光衰弱，光华不能远及而仅能视近。

常见的中医防控近视的疗法有：中药汤剂、穴位针灸、穴位推拿按摩、耳穴压豆、中药超声雾化熏眼。所有中医疗法共同的作用机制：补益肝肾、舒经活络、行气活血、养肝明目。

2 中医按摩可以达到摘镜的目的吗？

中医常采用抹法、分推法、指按法、指揉法等按摩手法。常用穴位有：睛明、四白、攒竹、鱼腰、丝竹空、太阳、风池等（图10-1）。穴位按摩可以改善眼周围组织的血液循环，使睫状肌得到放松，对于假性近视的治疗效果比较好。小度数的真性近视可以尝试按摩治疗，对于真性近视特别是度数较大的儿童和青少年近视治疗无效，不能达到摘镜目的。

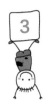

3 通过中医按摩视力提高，是否证明近视度数减少了？

通过中医按摩治疗后，使睫状肌得到放松，有可能使假性近视那一部分度数减少，而真性近视的度数不会减少。所以说，中医按摩后视力提高，但是近视度数不会减少。

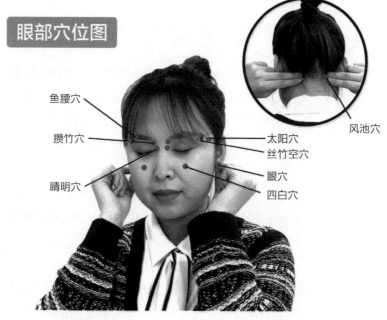

眼部穴位图

鱼腰穴
攒竹穴
睛明穴

太阳穴
丝竹空穴
眼穴
四白穴

风池穴

图 10-1　眼部穴位图

4　针灸可以治疗近视吗?

　　针灸与按摩有异曲同工之妙。针灸治疗方法多样,包括毫针、耳针、灸法、穴位贴敷、穴位注射等。针灸不仅能缓解睫状肌痉挛,更有调节眼部经络和气血的作用,并且能够改善颈内动脉及眼动脉的血流状况,从而治疗假性近视。对于真性近视针灸治疗无效(图10-2)。

5　近视眼贴可以治疗近视吗?

　　目前市面上销售的近视眼贴或多或少均含有中药成分,这些成分通过肌肤渗透扩散到眼内的毛细血管被吸收并分布于眼内组织,加之眼贴贴附于固定穴位,可以起到缓解睫状肌痉挛及改善眼周血液循环作用。对于青少年假性近视及缓解视疲劳,可能有一定作用;对于真性近视无效。

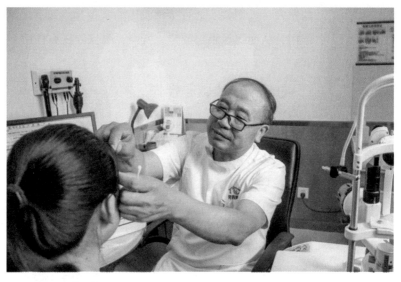

图 10-2　眼部针灸疗法

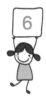

6 常用的中药及其作用机制是什么？

中医通过辨证论治将近视分为三个证型：心阳不足证、气血不足证、肝肾两虚证。

三个不同证型对应的治法方药如下：

- 心阳不足证：多采用温补心阳、安神定志之法，方药采用定志丸加减；
- 气血不足证：多采用益气补血之法，方药采用当归补血汤加减；
- 肝肾两虚证：多采用滋补肝肾之法，方药采用驻景丸加减。

目前市面上预防治疗近视的中成药均以此三种基本方加减而成。

7 眼保健操有作用吗？

眼保健操是由北京医学院体育教研室刘世铭主任于 1963 年首创，至今已经 50 余年。眼保健操按摩的部位：天应穴、睛明穴、四白穴、太阳穴。通过按揉眼周的穴位达到疏通经络、调解气血的作用，从而缓解眼部疲劳。所以，眼保健操有作用。

正确的眼保健操怎样做？

传统眼保健操方法（图 10-3）：

- **第一节** 揉天应穴，以左右大拇指螺纹面接左右眉头下面的上眶角处。其他四指散开弯曲如弓状，抵在前额上，按揉面不要过大。
- **第二节** 挤按睛明穴，以左手或右手大拇指按鼻根睛明穴部，先向下按，然后向上挤。
- **第三节** 揉四白穴，先以左右示指与中指并拢，放在靠近鼻翼两侧，大拇指支撑在下颌骨凹陷处，然后放下中指，在面颊中央四白穴按揉。注意穴位不需移动，按揉面不要太大。
- **第四节** 按太阳穴、轮刮眼眶，拳起四指，以左右大拇指螺纹面按住太阳穴，以左右示指第二节内侧面轮刮眼眶上下一圈，上侧从眉头开始，到眉梢为止，下面从内眼角起至外眼角止，先上后下，轮刮上下一圈。

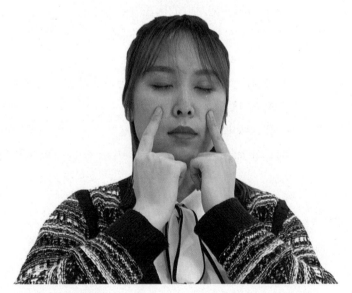

图 10-3 眼保健操

新版眼保健操方法：

- **第一节** 按揉攒竹穴。双手大拇指按于眉头的穴位处，其余指尖轻触前额，拇指按节拍按揉，做四个八拍。
- **第二节** 按压睛明穴。用双手示指分别按在两侧眼窝穴位处，按节奏上下按压，做四个八拍。
- **第三节** 按揉四白穴。用双手示指分别按在两侧穴位处。大拇指抵在下颌凹陷处，其他手指握紧。每拍一圈，做四个八拍。
- **第四节** 按揉太阳穴。刮上眼眶，大拇指按于两侧太阳穴上，其他手指自然弯曲，先用大拇指按揉太阳穴，每拍一圈，揉四圈。然后大拇指不动，用双手示指的第二个关节内侧，从眉头刮到眉梢。连刮两次，如此交替做四个八拍。
- **第五节** 按揉风池穴。双手示指和中指分别按在两侧颈后的穴位上按揉穴位。每拍一圈，做四个八拍。
- **第六节** 揉捏耳垂。脚趾抓地，用大拇指和示指捏住耳垂，揉捏穴位。同时双脚全部脚趾做抓地动作。每拍一次，做四个八拍。

9 中西医结合疗法在近视防控中的作用如何？

近视已经成为严重威胁青少年身心健康的重大公共卫生问题。在发病预警、功能改善、控制发展和治疗方面，均属于世界难题。目前西医主要采用佩戴框架眼镜和角膜塑形镜来治疗青少年近视和延缓青少年近视的发展，控制近视的药物在积极研发当中。中医疗法可以改善眼周的血液循环，缓解睫状肌痉挛，从而改善视疲劳，对于假性近视效果显著。在西医治疗青少年近视的同时，配合中医疗法可以最大限度地延缓近视的发展。

（卢　山　张宏达）

参考文献

[1] 彭清华. 中医眼科学 (第3版)[M]. 北京: 中国中医药出版社出版, 2016.

[2] 胡德荣. 眼保健操有用, 还须认真做[J]. 大众健康, 2018, 000(008): 25-26.

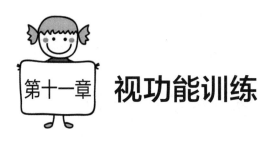

第十一章 视功能训练

1 什么是调节功能?

人眼像照像机一样具有调焦能力,通过"变焦"既能放松调节看清远处物体,也能紧张调节能力看清近处物体,故眼的调节能力是与生俱来的,但会随着年龄的增长逐渐减少。当这一生理过程出现异常时,往往容易引起眼部视觉功能异常,出现视物疲劳、重影、眼部酸胀等症状。

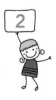

2 常见的调节功能异常及症状有哪些?

现代社会无论学生族、上班族,甚至是老年人,也都是手机不离手,所以调节功能的异常也多是视频终端综合征的表现,其临床表现为干眼、流泪、眼部有刺激感、视物模糊、揉眼、头痛、眩晕、视物重影、颈肩部酸痛等全身症状。当然,也有部分调节功能的异常出现在看远方距离时,但也多与长时间近距离用眼过多,紧张的调节力量不能在看远时及时放松下来所引起的症状,如当你沉浸在手机中突然抬头看远会出现短暂的视物模糊一样。

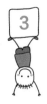

3 如何改善调节功能?

除生理性的调节能力下降外,其余的调节功能异常是可以通过调节功能训练得到恢复与加强的。正如身在健身房进行身体锻炼一样,眼部机能也可利用专业工具、训练软件等提升其力量及灵活性。

4 调节功能训练的适应证有哪些?

调节功能是人人需要、时时需要的一种基本眼部能力,是完成清晰舒适阅读的基本保证,所以没有任何人是不需要的。调节功能异常的患者,出现视近功能异常症状者是训练的首选患者,但即使是正常人群,为保证调节功能不出现提前老化过程也可参与训练。

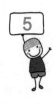

5 调节功能训练的周期及时间有多长？

- 训练时间：20~30 分钟 / 次，每周 1~2 次。
- 训练周期：15 次为 1 个疗程。
- 巩固训练：调节功能恢复正常后加强 1~2 个疗程。
- 家庭训练：院内训练结束后，维持功能正常进行每天 10 分钟家庭训练。

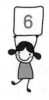

6 调节功能与近视的关系如何？

影响近视发展的因素众多，调节因素也是其中之一。当患者出现调节功能异常时，多易出现视物疲劳、重影等症状，所以与其说是调节引发了近视，不如说是不良的视觉质量诱发近视的变化。所以，保证患者远近都有良好的清晰、舒适、持久的视觉质量，才是近视防控的关键。

7 什么是眼聚散功能？

在注视同一方向、距离的目标物时，人的两只眼会分别看到这个目标物，通过我们视觉中枢的处理，把两只眼分别看到的目标物融合成一个稳定的目标物的能力，就是眼的聚散功能。

8 常见的聚散功能异常及症状是什么？

聚散功能异常类型分为集合不足、集合过度、散开不足、散开过度、基本型外隐斜、基本型内隐斜和融像性聚散功能异常。其中集合不足最常见，发病率为 3%~5%。由于眼睛的功能差，不能满足日常用眼需求，常会出现一系列眼睛不舒适的症状。成年人表现出来的症状主要有眼疲劳、眼酸胀、视物模糊、聚焦困难、回避近距离工作等；对于儿童、青少年除了以上症状外，还会表现为阅读时串行、阅读速度慢、写作业慢等一系学习效率低的表现。

聚散功能异常是否会引起斜视?

有些聚散功能的异常是会随着年龄的变化而变化的，比如说基本型外隐斜，如果没有及时、准确地进行屈光矫正及相关康复训练，是会发展成斜视的。

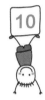

如何改善聚散功能?

首先要进行适当的屈光矫正，有些聚散功能异常的类型，经过适当的屈光矫正后，在一定程度上会对异常功能所引起的视疲劳症状有明显的缓解；其次，大部分功能异常的类型，最有效和根本的改善方法还是视觉训练。对于一些程度较重的聚散功能异常的人群，我们可以通过三棱镜来缓解或改善其所引起的一系列视觉干扰症状，目的是提高这类患者的视觉质量，而不能从根本上解决问题。

聚散功能训练的适应证有哪些?

所有的聚散功能异常都是可以进行视觉训练的，只是每种聚散功能异常的训练效果不同。对于有些聚散功能异常的类型，训练会起到主要作用；而有些聚散功能异常的类型，训练只能起到辅助作用。

斜视的孩子近视度数是不是增长得更快?

我们所说的斜视要分为显性斜视和隐性斜视。对于近视的孩子来说，更常见的是隐性斜视。隐性斜视每个人都会有，只是程度轻重不同。相对来说，隐性斜视比较重的近视的孩子，近视度数增长的要更快一些，特别是那些没有及时复查、并且度数增长后仍未及时更换眼镜的孩子。

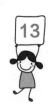

13 改善聚散功能是否可以防控近视?

近视的形成和发展会受很多因素的影响,包括眼部因素、环境因素和遗传因素等。聚散功能的异常会导致调节功能的异常,而调节功能的异常会影响视物的清晰度,也就是会造成视力的下降。所以,当功能下降到一定程度,视力就会下降。因此,改善聚散功能可以预防由功能异常所导致的近视,也可以控制由功能异常所导致的近视度数增长过快。

14 学习障碍和视功能异常的关系是什么?

视功能异常会引起阅读障碍,阅读障碍包括阅读、抄写速度慢,丢字串行,注意力不集中等,这些症状都会导致学习障碍。而学习障碍的原因有很多,包括器质性原因和非器质性原因。器质性原因,如发育迟缓、孤独症等;非器质性的原因,如情绪方面等,都会造成学习障碍。

15 什么是注视、追随、扫视功能?

注视是指长时间看某一静态目标,如我们辨认某一生字。扫视是在不同静止目标间相互跳转,如我们阅读时从一个字跳转到下一个字。追随是指注视不断运动的目标,如我们在打球时,必须不间断注视运动的球,才能做出准确的判断和反应。注视、追随、扫视功能,能够反映出一个人手、脑、眼相互协调的能力。

(于 翠 袁明珍)

参考文献

[1] 瞿佳. 眼视光理论和方法 (第3版)[M]. 北京: 人民卫生出版社, 2018.

[2] 高富军, 尹华玲. 验光技术[M]. 北京: 人民卫生出版社, 2012.

[3] 吕帆. 接触镜学实训指导 (第2版)[M]. 北京: 人民卫生出版社, 2019.

[4] 王光霁. 双眼视觉学 (第2版)[M]. 北京: 人民卫生出版社, 2011.

[5] 刘陇黔. 视觉训练的原理和方法[M]. 北京: 人民卫生出版社, 2019.

[6] 瞿佳, 陈浩. 眼镜学 (第3版)[M]. 北京: 人民卫生出版社, 2017.

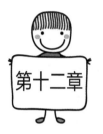

第十二章 近视基因检测

1 近视可以遗传吗？

近视具有遗传倾向，特别是高度近视（>600度近视）。如果父母或家族成员有高度近视的情况，那么孩子患近视的概率明显增高。但是中低度近视（<600度近视）绝大部分是多因素致病，除了遗传因素，外界环境及习惯等因素也能增加孩子患中低度近视的概率。如孩子用眼的距离、用眼时间、用眼姿势、用眼光线强弱、饮食营养、教育程度、户外运动时间等。

另外还有一种特殊情况，就是某些遗传性综合征类疾病会表现出近视，这类疾病是会遗传给下一代的，如马凡综合征，患者眼部可表现有高度近视。因为马凡综合征是明确的遗传性疾病，这里表现出来的高度近视就是可遗传的。所以，在门诊治疗近视过程时，要排除这种情况。

2 怎么确认孩子近视与遗传有没有关系？

目前基因检测是检查孩子近视遗传因素的唯一方法，主要包括易感基因检测和致病基因检测。大部分孩子的近视都属于单纯性近视，可以用易感基因检测的方法确认。有的孩子虽然还没有近视，但是家长比较担心孩子以后会不会变成近视，这种情况使用高度近视易感基因检测就是非常好的选择了，这种检测方法也是目前临床上应用最为广泛的近视风险筛查方法之一。如果家族成员有高度近视病史，并且合并全身其他器官并发症，那么孩子就应该进行高度近视致病基因检测，以明确是否有严重的综合征表现。

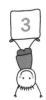

3 近视基因检测应该什么时候做？

提醒家长朋友，近视基因的检测越早做越好，并且检测准确性非常高，检测结果终生不变。近视易感基因检测是验光配镜和制定近视防控措施之前的必查项目之一。通过近视易感基因检测可以评估孩子发生高度近视的风险，从根本上寻找高度近视可能发病的原因，提早为孩子进行个性化的近视防控管理。如果孩子除了近视还有其他相关综合征的表现，应及时行近视致病基因检测，尽早明确诊断，为下一步诊疗提供依据。

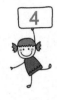

4 什么是高度近视易感基因检测？

高度近视易感基因检测，是检查孩子的基因有没有近视方面的"缺陷"，是在健康的时候或者近视早期检查出隐藏的"近视基因地雷"，告诉你未来可能发生高度近视的风险和眼球组织的"缺陷"，目的是对近视早知道、早预防，让近视不发生、少发生或晚发生。对于不同的个体，基因存在一定的差异。有些孩子天生就容易罹患近视，是因为他的身体中，天生就携带着与近视发生相关的易感基因型。而屈光医生根据易感基因检测报告做出的个性化近视防控措施就是"排雷"的过程。

高度近视易感基因检测通过提取被检测者的外周血、口腔黏膜或其他组织细胞进行检测。帮助孩子评估发生高度近视的风险，从基因水平寻找高度近视可能的发病原因，为孩子进行个性化的近视防控管理提供依据，从而科学精准地预防或者延缓高度近视的发生。

5 近视有哪些易感基因？

高度近视是一种复杂的、具有多基因遗传倾向的疾病，其发病具有家族聚集现象，亲缘关系越近，患病率越高。近年来，全基因组关联分析（GWAS）的发展给高度近视的易感基因研究带来了革命性的突破。目前采用GWAS鉴定了多个高度近视易感基因，如 *MIPEP*、*VIPR2*、*SNTB1*、*CTNND2* 等（表12-1）。

表 12-1　高度近视常见的易感基因及其功能

基因名称		基因功能
MIPEP	线粒体中间肽酶	*MIPEP* 基因编码线粒体中间肽酶，在人类视网膜和脉络膜表达，通过氧化代谢参与能量产生过程，该基因多态性表达属于正向功能的表达，是通过阳光照射以及户外体育活动，供身体氧化代谢促进三大营养素能量产生，供眼睛发育吸收，对预防及控制高度近视产生作用。
VIPR2	血管活性肠肽受体 2	*VIPR2* 基因编码血管活性肠肽受体 2，血管活性肠肽在视觉诱导近视眼形成过程中起到视觉信息传递和调控的作用，主要依赖与其特异性受体 *VIPR2* 结合，发挥功能。*VIPR2* 在视网膜光感受器外节及脉络膜均有强表达。该基因的变异与高度近视易感相关。
SNTB1	互生蛋白 β1	*SNTB1* 基因编码互生蛋白 β1，在高度近视视网膜和巩膜均有表达，但较正常视力表达量表达不同，其变异与高度近视易感相关。
CTNND2	连环蛋白 δ2	*CTNND2* 基因编码连环蛋白 δ2，在视网膜形态发生、黏附以及通过调控黏附分子保持视网膜细胞结构完整中起到至关重要的作用。该基因的变异导致高度近视的发生及病程进展的加快。
CRYBA4	晶状体蛋白 βA4	*CRYBA4* 基因编码晶状体蛋白 βA4，是人类晶状体可溶性蛋白质的重要组成部分。该基因的变异导致高度近视的发生及病程进展的加快。
ZEB2	锌指 E 盒结合同源框 2	*ZEB2* 基因编码锌指 E 盒结合同源框 2，在胚胎发育早期开始表达，并于成熟阶段表达明显。成年人起源于外胚层的器官均表达 *ZEB2*，包括表皮、晶状体等。该基因的变异与高度近视易感相关。
LUM	光蛋白聚糖	*LUM* 基因编码光蛋白聚糖，属于 *SLRP* 家族成员，是细胞间质中一种小的富含亮氨酸蛋白聚糖，在调节胶原原纤维组装以及巩膜结构中发挥重要作用。该基因的变异与高度近视易感相关。
IGF1	胰岛素样生长因子 1	*IGF1* 基因编码胰岛素样生长因子 1，能够调节巩膜胞外基质蛋白酶的合成和分泌，影响着巩膜胞外基质的合成，从而引起巩膜的增长，与高度近视的发生有关。
FGF10	成纤维细胞生长因子 10	*FGF10* 该基因编码成纤维细胞生长因子 10。在视网膜和巩膜组织中表达丰富，可以调节细胞外基质的表达，通过重塑细胞外基质，进而参与高度近视的形成。

111

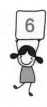

6 什么人适合做高度近视的易感基因检测?

处于眼睛发育阶段的孩子都应该进行检测,一般是在孩子 6~18 岁时最适合。尤其是以下高风险人群,家长更应该及早进行高度近视易感基因检测:

- 高度近视家族史人群:家族中有高度近视患者的,或者父母都是高度近视患者的,其子女为罹患高度近视的易感人群,患病风险高于普通人群。
- 近距离用眼的人群:近距离用眼,如每天阅读、写作、使用电子产品超过 6 个小时等。
- 照明条件、用眼习惯不当的人群:照明光线过强或过弱、长时间高强度用眼是影响高度近视发生的重要因素。
- 饮食不当的人群:吃甜食过多、吃的过精、偏食、挑食等易引发营养素(尤其是微量元素)的缺乏,可增加高度近视的患病率。

7 易感基因检测结果如何指导个性化近视防控?

根据易感基因检测结果可以从以下几个方面进行个性化指导:

- **临床指导相关** 不同的近视基因影响眼部不同部位的组织功能,包括影响巩膜胶原合成、变性和糖代谢的基因,可能导致巩膜弹性下降或变薄,引起轴性近视,以及影响视网膜细胞代谢和结构的基因,导致视网膜变性等。医生可以根据这些基因功能,提醒孩子关注近视重点临床指标,并设定复查频率,避免近视加快进展和严重并发症。
- **饮食相关** *ZEB2*(锌指 E 盒结合同源框 2)。需要多摄入锌含量丰富的食物,例如:海产品、坚果、动物内脏等。饮食摄入上如有挑食、过敏等特殊情况的也可以在专业医生指导下选择一些锌补充剂进行补充。*LUM*(光蛋白聚糖):需要摄入含亮氨酸丰富的食物,如燕麦、麸麦、糙米、全麦、谷物、豆类、乳制品、牛奶、肉类、大蒜、木耳等。*IGF1*（胰岛素样生长因子1）和 *FGF10*（成纤维细胞生长因子10）：需要多补充一些维生素A含量丰富的抗氧化类食物，如胡萝卜、西兰花、南瓜、西红柿、蓝莓、奇异果、杧果等红、黄、深绿色的蔬菜水果。胰岛素样生长因子1基因多态性表达要严格控制甜食的摄入，如糖果、碳酸饮料、奶油蛋糕、奶油冰激凌等高糖饮食。

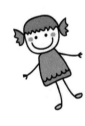

- **运动相关** *MIPEP*（线粒体中间肽酶）。增加每天户外活动（运动）时间至少达到2~3个小时，可以放风筝、看些新鲜的以绿色为主的事物，平时可以打乒乓球、羽毛球、篮球等促进视功能训练的运动。

- **用眼习惯相关** *VIPR2*（血管活性肠肽受体2）、*SNTB1*（互生蛋白β1）、*CTNND2*（连环蛋白δ2）。*CRYBA4*（晶状体蛋白βA4）：需要比正常孩子更注重用眼习惯，从用眼习惯方面进行干预：

  - 控制电子产品的使用时间、频次；
  - 读书、写作等近距离持续用眼时间的控制；
  - 读书、写作及使用电子产品时距离把控和正确姿势的养成；
  - 用眼时光线贴近白然光，避免光线的过强、过弱，护眼灯摆放角度位置的选择；
  - 关注眼疲劳情况：有眯眼、频繁眨眼睛、揉眼睛等状态表现，可以闭目养神，看远处，做眼保健操等；
  - 每天保证8~10个小时的睡眠时间；
  - 兴趣班选择：容易对眼睛造成负担（钢琴、画画、小字书法、围棋等）兴趣班，如不作为未来职业规划，可以在选择上或训练强度上，进行合理的调整安排；
  - 补课班选择：尽量避免选择网上机构培训，对电子屏幕、投影、白板教学的补课机构，在位置距离环境上要进行筛选考察。

通过检测与高度近视相关联的易感基因，结合生存环境和生活习惯等外来因素，可以预知罹患高度近视的风险，推断高度近视发生的可能性，指导改善生活环境和生活习惯，避免或延缓疾病的发生。同时，可以增加相应的检查项目或体检频率，密切关注结果变化，做到早发现、早治疗。

什么是高度近视的致病基因检测？

因基因突变而导致高度近视发生的基因被称为高度近视的"致病基因"。这种基因不仅会遗传，并且直接导致高度近视的发生，甚至引起全身其他器官的病变，因此称为"致病基因"。携带这种基因的孩子，表现出的高度近视只是全身综合征的"冰山一角"，而高度近视致病基因检测就是用来检测这种严重的遗传疾病的。它通过采集孩子的外周血或者口腔黏膜，然后用特定的设备对孩子细胞中的 DNA 分子进行检测，来查找高度近视的致病原因。所以，针对这样的孩子，我们建议孩子和父母应该全部接受基因检测，以提高检出率，尤其是除了高度近视还有其他症状的孩子。

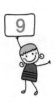

致病基因检测的结果有什么作用？

高度近视致病基因检测结果阳性的病例，不管是否进行近视防控措施，最终都将发展成为高度近视。但如果能早期检测出阳性结果，将有助于：

- 明确诊断，排除其他综合征：致病基因的检查结果可以发现受检者近视的致病基因。通过该基因的致病通路判定疾病的发生及结局，并可和其他类型疾病相鉴别，明确诊断，排除相关综合征，减轻心理压力。如果致病基因检测提示是致死致残的相关综合征，我们可以根据致病基因的检测结果进行夫妻双方的产前及生育指导，尽最大可能降低下一代患儿的出生率，进而阻断致病基因在家族中的传递。

- 制定个性化治疗方案：主要是根据确诊的疾病进行后续治疗和预防并发症，同时要对明确检出的受检者及家庭进行必要的疾病教育，避免引起综合征表现的高风险运动、饮食和生活习惯。同时，定期筛查以降低全身并发症发病风险。

• 指导职业规划：对于一些职业不适合高度近视综合征的人群，致病基因检查结果可以指导生活及职业规划，避免疾病加重进展。

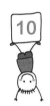

10 什么人适合做高度近视的致病基因检测？

• 父母或直系亲属有高度近视病史，伴/不伴全身器官组织发育不良。

• 儿童已经发生近视，并不断快速增长，或6岁前双眼已经近视超过 –6.0D。

• 高度近视或高度远视，且微量元素摄入不足，营养缺乏，偏甜食，极近距离用眼等。

• 近视伴有眼底严重的病理性近视改变的患者。

• 硬镜不能控制近视度数增长的患者。

（何　伟　孙　岩）

参考文献

[1] Lam CY, Tam P OS, Fan DSP, et al. A Genome-wide Scan Maps a Novel High Myopia Locus to 5p15. Investigative Opthalmology & Visual Science, 2008, 49(9): 3768.

[2] Liu J, Zhang R, Sun L, et al. Genotype–phenotype correlation and interaction of 4q25, 15q14 and MIPEP variants with myopia in southern Chinese population[J]. British Journal of Ophthalmology, 2019, 0: 1-9.

[3] Leung KH, Luo S, Kwarteng R, et al. The myopia susceptibility locus vasoactive intestinal peptide receptor 2 (VIPR2) contains variants with opposite effects. Sci Rep, 2019, 9(1): 18165.

[4] Li J, Jiao X, Zhang Q, et al. Association and interaction of myopia with SNP markers rs13382811 and rs6469937 at ZFHX1B and SNTB1 in Han Chinese and European populations. Molecular Vision, 2017, 23: 588-604.

[5] 侍丹, 吴敏. 近视基因研究的新进展[J]. 现代医学, 2017, 045(004): 610-614.

[6] 王冬冬, 杨海军, 易敬林. 先天性白内障相关晶状体蛋白质基因的研究进展[J]. 中华眼科杂志, 2016, 052(002): 141-149.

[7] McBrien, Neville A. Regulation of scleral metabolism in myopia and the

role of transforming growth factor-beta. Experimental Eye Research, 2013, 114(Sp. Iss. SI): 128-140.

[8] Okui S, Meguro A, Takeuchi M, et al. Analysis of the association between the LUM rs3759223 variant and high myopia in a Japanese population. Clin Ophthalmol, 2016, 10(10): 2157-2163.

[9] Guo L, Du X, Lu C, et al. Association between Insulin–Like Growth Factor 1 Gene rs12423791 or rs6214 Polymorphisms and High Myopia: A Meta-Analysis. PLoS One, 2015, 10(6): e0129707.

[10] Nakamura R, Sene A, Santeford A, et al. IL10-driven STAT3 signalling in senescent macrophages promotes pathological eye angiogenesis[J]. Nature Communications, 2015, 6(7847): 7847.

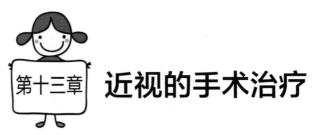

第十三章 近视的手术治疗

1 近视手术如何分类？

- **延缓近视**　延缓近视度数增长的手术主要为后巩膜加固术，其是一种能够阻止或缓解近视发展的手术，它的原理是通过加强／稳定眼睛后部巩膜的强度，阻止或减缓眼轴的进一步增长。

- **摘镜手术**　目前，摘镜手术主要分为两大类：激光近视手术和晶体植入术。激光手术是可以理解为"减法"手术，它是通过激光消融角膜表面，把"眼镜"打磨到角膜上；晶体植入术则属于"加法"手术，把类似"眼镜"的晶体植入到眼内。两者虽原理不同，但殊途同归，都能安全地为患者摘掉眼镜。

- **高度近视并发症手术**　大多数儿童青少年的近视进展是由于眼轴不断增长（即轴性近视）。眼轴增长的过程也像"吹气球"，这个气球皮即眼球的视网膜，脆弱的视网膜会因为眼球的增大而持续变薄，之后就很容易发生一些并发症，包括视网膜脱离、视网膜裂孔、黄斑病变和脉络膜萎缩，严重可致盲。此类并发症可通过眼底激光、冷凝、电凝等手术方式进行治疗。

2 后巩膜加固术适合的对象有哪些？

近视可分为两种：单纯性近视和病理性近视。病理性近视又被称为变性性近视。病理性近视临床特点是患者近视发生年龄较小，常在 8 岁之前，随着年龄增加，眼轴不断变长，近视度数不断加深，最终发展成为高度或超高度近视（>600 度），眼底常伴有后巩膜葡萄肿、视网膜出血、黄斑劈裂、黄斑区视网膜脱离等并发症。

对这部分儿童，在发病早期采取后巩膜加固术，既可以阻止近视度数的增加，又防止高度近视眼底并发症的发生。

对于成年人而言，如果近视度数依旧不断加深，摘镜手术术后的效果也会欠佳，术后可能会出现新的近视度数。对于这部分患者，

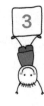

也可以先实施后巩膜加固术，阻止近视的发展，等到近视度数稳定后再进行摘镜手术。

3 后巩膜加固术延缓近视的效果及并发症如何？

后巩膜加固术（图 13-1）简单来讲，就是用加固材料"垫"到后部巩膜处，从而阻止后极部的巩膜进行性扩张和眼轴进行性延长，实现阻止或延缓近视发展的效果。手术材料的选择通常分为两大类：生物性材料和非生物性材料。生物性材料主要有异体巩膜、硬脑膜、肋软骨、去细胞异体真皮等。非生物性材料主要有硅胶、明胶海绵、聚酯纤维网、聚四氟乙烯树脂等。

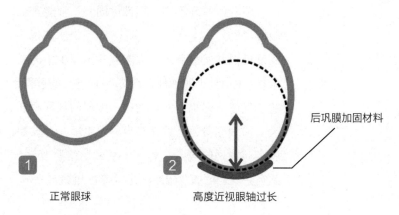

后巩膜加固材料

1 正常眼球

2 高度近视眼轴过长

图 13-1　后巩膜加固术

该手术的作用机制主要是：

- 机械性加强后部巩膜。植入的材料逐渐与患者的巩膜融合为一体，加强加固患者的巩膜，阻止眼球扩张、眼轴延长，从而延缓近视的进展；
- 改善脉络膜和视网膜血供。当植入材料在与自身巩膜融合的过程中，机体会产生一系列免疫反应，促进新的血管网形成，从而加强眼部的血液循环，达到改善高度近视眼的"营养状况"，避免发生高度近视性眼底病变；

120

- 减轻玻璃体及后巩膜葡萄肿对视网膜的牵拉反应，改善由于牵拉而导致的视网膜劈裂等眼底病变。目前在治疗病理性近视的诸多方法中，后巩膜加固术是唯一一种可以阻止或延缓眼轴延长的疗法。

手术总体来说过程比较安全，并发症也相对比较少，但由于实施在眼球的正后方，可能会出现涡静脉离断和受压、眼压升高、玻璃体积血、视物变形；少数情况下会出现眼球穿孔伤、复视、恶心呕吐、感染、条带排斥反应；罕有后巩膜葡萄肿破裂、眼底病变发热发生和加重。

4 激光手术如何分类？

角膜由外至内一共分为 5 层（图 13-2）：上皮层、前弹力层、基质层、后弹力层及角膜内皮层。其中角膜后弹力层及角膜上皮层可以再生，其他各层不能再生。激光近视手术根据切削角膜层次的不同，可以分为两类：表层角膜激光手术和基质层角膜激光手术。

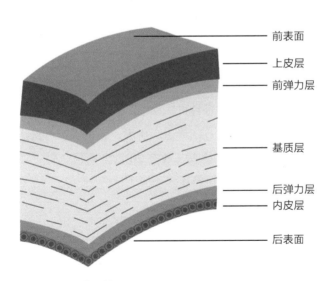

前表面
上皮层
前弹力层
基质层
后弹力层
内皮层
后表面

图 13-2　**角膜结构**

表层角膜激光手术，一般是用机械、化学或激光的方式将角膜上皮去除，暴露前弹力层，然后再行准分子激光切削角膜。常见的手术方式有：准分子激光角膜表面切削术（PRK）、乙醇法准分子激光上皮瓣下角膜磨镶术（LASEK）、机械法准分子激光上皮瓣下磨镶术（Epi-LASIK）以及经上皮准分子激光角膜切削术（TPRK）。

基质层角膜激光手术，顾名思义是在基质层做切削。基质层角膜激光手术代表术式有：准分子激光原位角膜磨镶术（LASIK）、前弹力层下激光角膜磨镶术（SBK），或飞秒激光辅助制作角膜瓣的准分子激光原位角膜磨镶术（FS-LASIK）（也叫"半飞秒激光手术"），还包括飞秒激光小切口角膜基质透镜取出术（SMILE）（即"全飞秒激光手术"）。

半飞秒激光等手术是先用角膜板层刀或飞秒激光制作一个角膜瓣，将其掀开，再进行准分子激光切削角膜，然后将角膜瓣复位。

全飞秒激光手术是直接用飞秒激光在角膜基质层内制作微透镜，再通过极小的飞秒激光切口，将微透镜取出。

5 激光近视手术适合对象有什么要求？

近视手术需要在患者眼睛发育成熟后进行，年龄要求满18周岁以上；接受激光近视手术患者需要满足近两年内屈光度数稳定，否则术后近视度数容易再次加深。此外，如果患有眼部活动性眼病或全身无免疫系统及结缔组织疾病，也是没有办法进行手术的。最后，近视手术术前检查一般有20余个项目，每一项参数都需要完全符合要求才能够进行手术。

6 后房型人工晶体植入术是什么？

后房型人工晶状体植入手术（ICL）被称为"加法"型视力矫正手术，是将晶体植入到眼睛的虹膜正后方和晶状体之间。晶体放入这个位置后，ICL就可以将光纤聚焦到视网膜上，帮助患者获得清晰视力。

ICL 手术最佳年龄为 21~45 周岁，适合近视 1800 度以内、散光 600 度以内，屈光状态稳定两年以上的人群。ICL 尤其适用于屈光力过高、角膜厚度偏薄的患者，不适宜激光角膜屈光手术的人群。此外，角膜屈光手术后欠矫或过矫且不能在角膜上处理时，或作为联合屈光手术以矫正超高度近视时，都可以选择 ICL 手术的。

7 透明晶体置换术是什么？

透明晶体置换手术（CLE）是一种眼内晶状体替换手术。简单来说，就是通过微小切口把人体自身的晶状体吸出，再植入一个度数适合的折叠人工晶体。此类手术可以一站式解决白内障和近视问题，较为适合 40 岁以上人群。

8 高度近视引发的视网膜周边变性应该怎么治疗？

视网膜变性是视网膜裂孔形成及诱发视网膜脱离的高危因素。对于周边视网膜变性的治疗，建议进行眼底激光治疗或定期观察。预防性的眼底激光治疗可以包围住现有的视网膜变性范围，使变性区周围的视网膜与脉络膜形成牢固的粘连，从而稳定或延缓病变进展，但眼底激光治疗并不能预防视网膜的其他地方出现新的变性，因此要每半年详查一次眼底。

9 视网膜裂孔应该怎么治疗？

视网膜裂孔是由于视网膜有变性区及玻璃体的牵拉而形成的。视网膜裂孔常用的治疗方法有激光治疗和冷冻治疗，两者都能使裂孔周围的视网膜与脉络膜形成牢固的粘连，防止病变进一步发展。发现视网膜裂孔时，应该早干预、早治疗，因为视网膜裂孔可导致视网膜脱落。

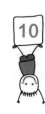

10 视网膜脱离应该怎么治疗?

高度近视引起的视网膜脱离大多为孔源性视网膜脱离。孔源性视网膜脱离需要通过手术治疗,手术会根据裂孔的部位采取不同的手术方法,裂孔位于视网膜的周边部,裂孔数量少且距离较近,一般会采用外路的视网膜脱离手术;玻璃体混浊,裂孔巨大,则会采用内路的玻璃体切除手术来进行治疗;若脱离范围不大,网膜下液很少,则可以采用眼底激光,在裂孔周围通过一种激光封闭裂孔。

(安 阳 黄 鹤)

参考文献

[1] 赵堪兴, 杨培增. 眼科学 (第8版)[M]. 北京: 人民卫生出版社, 2013.

[2] 佚名. 共同呵护好孩子的眼睛 让他们拥有一个光明的未来[J]. 中国眼镜科技杂志, 2019(07): 82-83.

[3] 王勤美. 屈光手术学[M]. 北京: 人民卫生出版社, 2017.

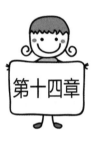 近视治疗未来发展方向

1 软性多焦角膜接触镜能否替代角膜塑形镜?

形成周边视网膜的近视性离焦是角膜塑形镜控制近视的主要原因，但角膜塑形镜矫正近视的度数是有限的，如果把接触镜的前表面也做成类似塑形后角膜的形态，使佩戴者也能获得与角膜塑形同样原理的近视控制作用，是否也能有效延缓近视度数的增长，并且增加适用人群呢? 因此，特殊设计的多焦点接触镜（简称多焦软镜）应运而生。目前主流用于近视控制的多焦软性接触镜有两类设计：一类是周边光度渐变的多焦软镜，一类是正性附加光度与远矫光度交替的同心圆设计接触镜。我国还有一种模拟角膜塑形镜形态的"软性角膜塑形镜"，它也属于这一类别（图 14-1）。

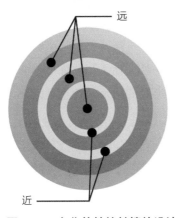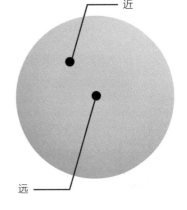

图 14-1　**多焦软性接触镜的设计**

国内外，已针对多焦软性接触镜开展了不少临床研究，用以观察多焦软镜对近视进展的控制作用。研究显示，多焦软镜具有良好的延缓近视进展的作用，并能有效控制眼轴增长，近视控制效率仅次于角膜塑形镜。不久的将来，多焦软镜可能成为青少年近视防控的又一利器，即角膜塑形镜的有效替代品。

127

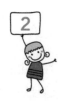

2 视觉心理和视觉认知与近视的关系如何？

大脑接收的外界信息 70% 以上来源于视觉，视觉系统与脑的许多高级功能密切相关。大量的视觉信息从视网膜开始向大脑传递，最终产生感觉和认知。近视作为最常见的一种屈光不正，它所造成的后果不仅仅是在视网膜上形成模糊的影像，还会引起视网膜、巩膜等眼球结构的变化；由于视觉物像的模糊，可能会引起视觉信号传递过程中的变化，以及改变视觉中枢和大脑皮质对视觉信息的分析整合结果，从而引起大脑对外界事物或环境认知的偏差，最终导致认知功能改变。

有研究显示，低度近视即使在矫正至最佳矫正视力后，仍存在一定脑视觉认知功能的缺陷。研究还提示，除局部视网膜调控外，脑视觉中枢可能也参与了近视的发生发展。因此，研究近视与视觉认知的关系可加深对近视发生机制及其所产生影响的了解，为深入研究近视提供新的思路，并且视觉认知训练是否可以改善近视患者学习能力，从而延缓近视度数的增长，这也可以作为未来研究的方向。

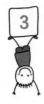

3 干细胞与未来近视及近视并发症的治疗有什么进展？

干细胞作为目前最具前景的疑难杂症治疗方法，已经成为医疗专家们的重点研究的方向。干细胞疗法在眼科中的应用也受到众多学者的推崇。目前，关于干细胞眼部疾病的治疗主要集中在视网膜色素变性等遗传性眼病及老年性黄斑变性中。未来，干细胞治疗是否能用于近视防控呢？目前，已有相关的动物试验在研究干细胞修复视网膜周边变性或裂孔，希望通过广大研究人员的进一步努力，带来近视防控及并发症治疗的又一次变革。

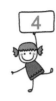

4 近视的基因治疗如何?

随着大量高度近视致病基因的发现及基因编辑技术的发展,基因治疗应运而生,成为治疗高度近视的又一新希望。现今,近视致病基因范围正在慢慢缩小,目前已证实至少有 20 种基因参与了近视的形成。针对致病基因的靶向治疗及基因靶向营养素干预,已然成为未来的发展方向,我们会随时关注其进展。

5 近视治疗的药物研究进展如何?

除了已经被证明有效的低浓度阿托品滴眼液外,是否有其他的药物也能有效延缓近视度数增长呢?研究者还在不断地寻找作用有效、不良反应低的药物,来延缓近视的进展,可能在不久的将来又有更好的药物出现。

(李 军 胡 兰)

参考文献

[1] 周晓东, 李炳. 视觉认知与近视[J]. 中国眼耳鼻喉科杂志, 2013, 13(5): 275-279.

[2] 刘芸, 何花, 阎丽, 等. 低度近视青少年的脑视觉认知功能评估[J]. 国际眼科杂志, 2020(1): 9-15.

[3] Walline JJ, Greiner KL, Mcvey ME, et al. Multifocal Contact Lens Myopia Control. Optometry & Vision Science, 2013, 90(11): 1207-1214.

[4] Li SM, Kang MT, Wu SS. Studies using concentric ring bifocal and peripheral add multifocal contact lenses to slow myopia progression in school-aged children a meta-analysis. ophthalmic & physiological optics the journal of the british college of ophthalmic opticians, 2016, 37(1): 51.

[5] Zhu Q, Liu Y, Tighe S, et al. Retardation of Myopia Progression by Multifocal Soft Contact Lenses. International Journal of Medical Sciences, 2019, 16(2): 198-202.